Schriftenreihe **PRO INFANTIBUS** Humana Milchwerke Westfalen e. G., Herford

Workshop für Neonatologen

Frühgeborene unter 1.500 g:
Energiestoffwechsel am Krankenbett
Konstanz, 29. und 30. März 1984

Herausgeber:
Prof. Dr. G. Duc

Chairmen:
Prof. Dr. G. Duc
Prof. Dr. K. Riegel

Referenten:
G. Duc
E. Eggermont
J. P. Guignard
O. Linderkamp
J. L. Micheli
D. Mieth
A. Okken
F. Pohlandt
J. Senterre
H. Schröder
G. Schubiger
J. C. L. Shaw
O. Töns
H. T. Versmold

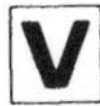

Friedr. Vieweg & Sohn · Braunschweig/Wiesbaden

CIP-Kurztitelaufnahme der Deutschen Bibliothek

Frühgeborene unter 1500 [tausendfünfhundert] g:
Energiestoffwechsel am Krankenbett / Workshop für Neonatologen, 29./30. März
1984 in Konstanz.
Hrsg.: G. Duc [Chairmen: G. Duc, K. Riegel;
Referenten: G. Duc . . .]. — Braunschweig:
Vieweg, 1984 — 224 S.
  (Pro infantibus)
  ISBN 978-3-663-01935-0   ISBN 978-3-663-01934-3 (eBook)
  DOI 10.1007/978-3-663-01934-3

NE: Duc, Gabriel [Hrsg.]; Workshop für Neonatologen ‹1984, Konstanz›

Herausgeber: Prof. Dr. med. G. Duc, Zürich

Konzeption und Realisation: J. Weser Werbung GmbH, Gütersloh
Herstellung: Gütersloher Druckservice GmbH, Gütersloh

ISBN 978-3-663-01935-0

Inhaltsverzeichnis

6

Verzeichnis der Referenten

Duc, G., Prof. Dr. med., Abteilung für Neonatologie, Universitäts-spital, Frauenklinikstraße 10, CH-8091 Zürich

Eggermont, E., Prof. Dr., Abteilung Kindergeneeskunde/Neo-natologie, Universitaet Ziekenhuis Gasthuisberg, Herestraat 49, B-3000 Leuven

Guignard, J. P., Dr., Service de Pédiatrie, CHUV, CH-1011 Lausanne

Linderkamp, O., PD Dr., Abteilung für Neonatologie, Universitäts-Kinderklinik, Lindwurmstraße 4, 8000 München 2

Micheli, J. L., Dr., Service de Pédiatrie, CHUV, DH 1011 Lausanne

Mieth, D., Dr., Abteilung für Neonatologie, Universitätsspital, Frauen-klinikstraße 10, CH-8091 Zürich

Okken, A., Dr., Division of Neonatology, Dept of Pediatrics, State University, 9 Oostersingel, NL-9712 EZ Groningen

Pohlandt, F., PD Dr., Universitäts-Kinderklinik, Prittwitzstraße 43, 7900 Ulm/Donau

Riegel, K., Prof. Dr., Universitäts-Kinderklinik, Lindwurmstraße 4, 8000 München 2

Schröder, H., Dr., Universitäts-Kinderklinik, Schwanenweg 20, 2300 Kiel 1

Schubiger, G., Dr., Kinderklinik, Kantonsspital Luzern, CH-6000 Luzern

SENTERRE, J., PROF., Clinique et Policlinique de Pédiatrie, Hôpital Universitaire de Bavière, B-4020 Liège

SHAW, J. C. L., DR., Department of Pediatrics, University Coll. Hospital, Medical School, Huntley Street, GB-London WCIE 6DH

TÖNZ, O., PROF. DR., Kinderklinik, Kantonsspital Luzern, CH-6000 Luzern

VERSMOLD, H. T., PROF. DR., Neonatologie der Frauenklinik, Klinik Grosshadern der Universität, Marchioninistraße 15, 8000 München 70

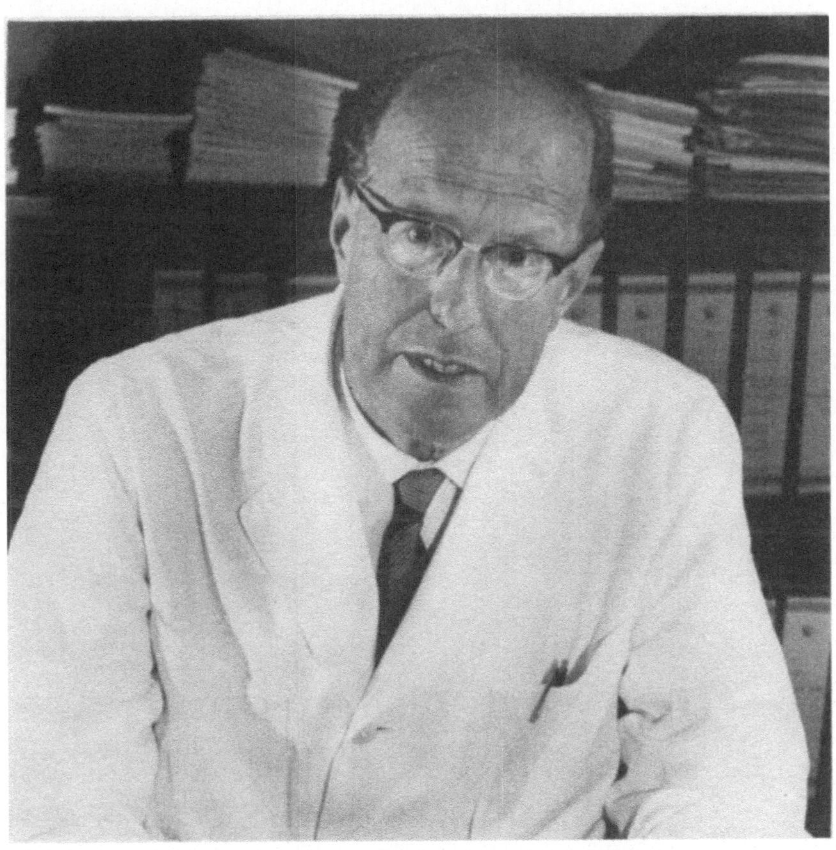

Dieses Symposium wurde Herrn Professor H. Willi gewidmet, um diesen Pionier der europäischen Neonatologie den jungen Neonatologen in Erinnerung zu rufen. Professor H. Willi (1900—1971) war von 1937 bis 1970 Leiter des kantonalen Säuglingsheims Rosenberg in Zürich. Seine wegweisenden Arbeiten über das Vitamin K, die nekrotisierende Enterokolitis, die Vorbeugung der Frühgeborenen-Rachitis und das Syndrom, das seinen Namen trägt, sind bis heute aktuell geblieben. Sein unermüdlicher Einsatz für das Neugeborene war ein wichtiger Faktor, daß in Zürich 1970 der erste europäische Lehrstuhl für Neonatologie geschaffen wurde.

Vorwort

In den letzten Jahren hat die Abnahme der perinatalen kardio-respiratorischen Probleme des Neugeborenen die Frage der optimalen Energiezufuhr bei den Frühgeborenen mit sehr niedrigem Geburtsgewicht (SNGG) in den Vordergrund gestellt. Da bei diesen Kindern eine inadäquate Wasser-, Elektrolyt- und Kalorienzufuhr die Lebenschance sowie die psychomotorische Entwicklung wesentlich beeinflussen kann, stellt diese Frage ein zentrales Problem für die klinische Neonatologie dar. Heute ist es für den klinisch tätigen Neonatologen unmöglich geworden, optimale Richtlinien für die Betreuung dieser Kinder allein zu erarbeiten, insbesondere, weil zahlreiche wissenschaftlich fundierte neue Angaben in den verschiedensten Zeitschriften verteilt sind.

Eine Gruppe von Experten wurde gebeten, anhand der heutigen Kenntnisse folgende Aspekte des Energiestoffwechsels bei den SNGG zusammenzufassen: Körperzusammensetzung, Flüssigkeit-, Elektrolyt-Regulation und -Bedarf, optimale Eiweiß-, Kohlenhydrat-, Fett-, Kalzium-, Phosphor-, Magnesium-Zufuhr, Vor- und Nachteile der verschiedenen Ernährungstechniken sowie die zur Zeit verwendeten parenteralen und oralen Lösungen. Die Autoren haben sich bemüht, praktisch durchführbare Richtlinien auszuarbeiten, die bei verschiedenen Experten Zustimmung gefunden haben.

Diese Monographie enthält Übersichtsvorträge und Diskussionen, die im Rahmen eines Workshops in Konstanz vom 28. bis 30. März 1984 gehalten wurden.

Es ist für mich ein Bedürfnis, an dieser Stelle Herrn Dr. B. Hemmer, Direktor der Humana-Milchwerke eG Westfalen, Herford, für die freundliche Hilfsbereitschaft bei der Vorbereitung und Durchführung dieses Workshops sowie seiner Firma für die großzügige finanzielle Unterstützung zu danken.

Ein spezieller Dank geht auch an Herrn J. Weser, meine Sekretärin Frau A. Faure sowie Frau Dr. A. Bucher, die mir mit guter Laune und Einsatz bei der Bearbeitung der Manuskripte und besonders der Vorbereitung der deutschen Fassung der verschiedenen Vorträge wesentlich geholfen haben.

G. Duc

Kongreß Konstanz

G. Duc

Einführung

In den vergangenen Jahren ist eine beträchtliche Menge von Informationen zusammengetragen worden, um die Schwierigkeiten mit dem Flüssigkeits- und dem Elektrolythaushalt sowie mit dem Kalorienbedarf bei Frühgeborenen mit sehr niedrigem Geburtsgewicht (VLBW = very low birth weight infant) besser in den Griff zu bekommen.
Eine Reihe von Workshops und Symposien sind diesen Themen gewidmet worden, ausgezeichnete Besprechungen und Monographien wurden veröffentlicht.
Warum nun also diese Wiederholung?
Die meisten der vorliegenden Veröffentlichungen zu diesen Themen umfassen Daten, die unter experimentellen Bedingungen gewonnen wurden. Diese Daten werden zwar in Verbindung mit der Klinik gebracht, setzen sich jedoch nicht detailliert genug mit den vielschichtigen Problemen auseinander, mit denen sich der Arzt im Krankenhaus täglich konfrontiert sieht. Überdies ist die Zeit für Diskussionen, selbst bei Workshops mit ausgewähltem Teilnehmerkreis, viel zu kurz für eine detaillierte Darstellung von Einzelfällen. Der Arzt kann lediglich einige allgemeine Empfehlungen mitnehmen. Er hat aber keine Gelegenheit, die auf seiner

Station anfallenden praktischen Probleme vorzutragen und in allen Einzelheiten zu diskutieren.

Unsere Zielsetzung hier ist es, jedem von Ihnen einmal die Gelegenheit zu geben, Fälle zu besprechen, die bei Ihnen vorgekommen sind, um dann gemeinsam Empfehlungen für die Praxis zu erarbeiten, die von anderen in vergleichbaren Fällen genutzt werden können. Keiner Ihrer Fälle ist banal, keine Darstellung zu detailliert, denn die Qualität unserer Medizin wird gerade von der Sorgfalt bestimmt, mit der wir uns diesen banalen Details widmen.

Wir haben für dieses Treffen zwei Teile vorgesehen. Am Vormittag tragen in herkömmlicher Weise Spezialisten physiologische Grundlagen zum Thema vor als Ausgangspunkt für die Diskussion.

Am Nachmittag folgt das Neue an diesem Treffen: Mehr als drei Stunden für offene Diskussion. Dies ist ein großes Risiko, wenn Sie nicht mitmachen wollen. Tragen wir alle dazu bei, diese Konferenz zu einem historischen Ereignis werden zu lassen, denn zum ersten Mal wird den Beiträgen aus der Zuhörerschaft ebensoviel Bedeutung — und Zeit — beigemessen, wie denen der offiziellen Redner.

Diese Konferenz wurde durch Humana Deutschland und Galactina Schweiz ermöglicht; ich möchte hier beiden Firmen, auch in Ihrem Namen, danken. Besonderer Dank gebührt Herrn Direktor Dr. Hemmer von Humana für die große Mühe, mit der er diesen Workshop bis ins Detail organisiert hat. Wie einige von Ihnen sich erinnern werden, hat mein Vorgänger in Zürich, Herr Professor Willi, mit Humana 1968 in Bad Schachen ein ähnliches Treffen veranstaltet. Unser Workshop wurde zur Fortführung dieser Tradition und zum Gedenken an Prof. Willi, einen der Pioniere der europäischen Neonatalogie, organisiert.

Körperzusammensetzung

A. Okken

Die gegenwärtig zur Verfügung stehenden Daten zur Körperzusammensetzung frühgeborener Kinder beruhen entweder auf chemischen Analysen von Kindern, die nicht überlebt haben, oder auf in vivo-Messungen. Die Ergebnisse chemischer Analysen umfassen Wasser-, Protein-, Fett- und Mineralgehalt des ganzen Körpers sowie einzelner Organe und Gewebe. Die Ergebnisse der in vivo-Messungen umfassen das Volumen der gesamten Wassermenge, des extrazellulären und des intrazellulären Wassers, des Plasmas und des Körperfettgehalts.
Ziel dieser Arbeit ist die Betrachtung von in vivo-Messungen der Körperzusammensetzung Neugeborener mit niedrigem Geburtsgewicht zur Zeit der Geburt und in den ersten Lebenstagen. Über die Ergebnisse chemischer Analysen soll nur ein kurzer Überblick gegeben werden.

Körperzusammensetzung: chemische Analysen

Ziegler et al.[11] benutzten Zahlenmaterial verschiedener Autoren, die die chemische Zusammensetzung menschlicher Feten mit verschiedenem Gestationsalter untersucht hatten, um die Körperzusammensetzung eines Feten von der 24. Schwangerschaftswoche bis zum Geburtstermin

15

Tabelle 1: Körperzusammensetzung des menschlichen
„Referenz-Feten" nach Ziegler et al.

Gewicht	Gestations-alter	Wasser	Protein	Fett	Sonstiges
(g)	(Woche)	(%)	(%)	(%)	(%)
690	24	88,6	8,8	0,1	2,5
1010	27	85,7	9,4	2,4	2,5
1480	30	82,6	10,1	4,9	2,4
2020	33	79,8	10,8	6,9	2,5
2690	36	77,3	11,4	8,7	2,6
3330	39	74,8	11,9	10,5	2,8

zu schätzen. Das Ergebnis, die Körperzusammensetzung eines „Referenz-Feten", ist in Tabelle 1 zusammengefaßt.

Diese Werte zeigen, daß Neugeborene mit sehr niedrigem Geburtsgewicht (LBW Kinder = « 1500 g) bezüglich der Körperzusammensetzung keine homogene Gruppe bilden. So beträgt z. B. bei mit 24 Schwangerschaftswochen geborenen Kindern (Geburtsgewicht ca. 700 g) der gesamte Wassergehalt 89 % und der Proteingehalt 9 %, der Fettgehalt ist praktisch gleich Null. Nach 30 Schwangerschaftswochen (Geburtsgewicht ca. 1,5 kg) beträgt der gesamte Wassergehalt nur noch 83 %. Der durchschnittliche Proteingehalt ist geringfügig höher; der Fettgehalt ist jedoch deutlich gestiegen auf durchschnittlich 5 % des Körpergewichts. Daraus ergibt sich, daß mit fortgeschrittener Schwangerschaft der Wassergehalt abnimmt bei gleichzeitiger Zunahme von Protein- und Fettgehalt; anders ausgedrückt, Wasser wird durch Protein und Fett ersetzt. Demzufolge sind die vorhandenen Stoffwechselreserven bei der Geburt von 1,5 kg schweren Frühgeborenen größer als bei nur 0,7 kg schweren.

Körperzusammensetzung: in vivo-Messungen

Die am häufigsten für in vivo-Untersuchungen der Körperzusammensetzung bei Neugeborenen angewandten Methoden bestimmen die

16

verschiedenen Flüssigkeitsräume des Körpers. Lediglich eine Untersuchung mit in vivo-Messungen des Gesamtkörperfetts ist bis heute bekannt. Im Gegensatz zur chemischen Analyse können in vivo-Messungen wiederholt beim selben Kind vorgenommen werden. Deshalb eignen sich diese Meßmethoden gut zur Untersuchung der Dynamik von Veränderungen der verschiedenen Flüssigkeitsräume des Körpers.

Die Flüssigkeitsräume

Die Physiologie kennt verschiedene Räume des Körperwassers. Das gesamte Körperwasser (GKW) umfaßt die Gesamtmenge des im Körper vorhandenen Wassers. Das Wasser innerhalb der Zellwände wird als Intrazellulärflüssigkeit (IZF), dasjenige außerhalb der Zellen als Extrazellulärflüssigkeit (EZF) bezeichnet. EZF umfaßt dabei intravasale und interstitielle Flüssigkeit. Wasser in Körperräumen, das nicht direkt zum Austausch mit anderen Räumen zur Verfügung steht, wird als Transzellulärflüssigkeit bezeichnet. Es schließt Urin und Wasser im Verdauungstrakt mit ein.

Unter Anwendung von Techniken, die auf der Lösung einer Indikatorsubstanz im Körper basieren, haben mehrere Forscher die Flüssigkeitsräume Neugeborener untersucht, wobei ein Großteil dieser Untersuchungen in Bezug zum Wachstum stand. Nur wenige Untersuchungen wurden bei der Geburt durchgeführt. Daten zu den Veränderungen in den Flüssigkeitsräumen während der ersten Lebenstage gibt es kaum. Das gegenwärtig vorliegende Material zu den Flüssigkeitsräumen Neugeborener mit niedrigem GG ist in den Tabellen 2 und 3 zusammengefaßt. Tabelle 2 zeigt die Werte der für das betreffende Gestationsalter normalgewichtigen (NGGA) und Tabelle 3 die der untergewichtigen (UGGA) Neugeborenen. Nur Cassady [4, 5] und v. d. Wagen [9, 10] haben ihre Untersuchungen am ersten Lebenstag durchgeführt. Aus ihren Daten geht hervor, daß Neugeborene mit niedrigem GG und UGGA leicht erhöhte EZF-Werte aufweisen. Auch Bhakoo und Scopes [1] haben schon diese Meinung vertreten. Einen ähnlichen Unterschied zwischen UGGA- und NGGA-Neugeborenen hat auch Mettau [8] festgestellt; dieser ist jedoch wegen der geringen Zahl von untersuchten Kindern statistisch nicht signifikant.

Tabelle 2: Gesamtes Körperwasser (GKW), Extrazellulärflüssigkeit (EZF) und Intrazellulärflüssigkeit (IZF) bei Neugeborenen mit niedrigem Geburtsgewicht und Normalgewicht für Gestationsalter (NGGA)

Quelle	Geburts-gewicht (kg)	Gestations-alter (Woche)	Alter (Tage)	GKW (ml/kg)	EZF (ml/kg)	IZF (ml/kg)
Cassady (1970)	1,855* (n=24)	32*	0—1	—	424±8	—
Cassady (1971)	1,675* (n=32)	31*	0—1	809±11	—	375±15 (n=23)
Bhakoo (1971)	1,714±0,342 (n=5)	31,6±2,3	5,0±0,7	—	435±66	—
Mettau (1978)	1,412±0,259 (n=6)	30,5±1,5	8,0±2,4	862±13	416±49	—
v. d. Wagen (1983)	2,87±0,65 (n=8)	36,8±2,9	0,3	775±43	359±65	416±64

*Durchschnittswerte

Immerhin lassen die vorliegenden Zahlen darauf schließen, daß nach einer intrauterinen Wachstumsverzögerung eine erhöhte EZF-Menge vorhanden ist.

Erst kürzlich hat v. d. Wagen in unserer Abteilung bei der Geburt die Menge des Körperwassers und der festen Substanz von Kindern mit dem gleichen Gestationsalter mit UGGA und NGGA mittels einer Doppelindikator-Verdünnungsmethode bestimmt.

Obwohl die Kinder mit UGGA starke Wachstumsverzögerungen aufwiesen, konnten zwischen den beiden Testgruppen keine signifikanten Unterschiede bezüglich GKW, EZF, IZF oder festen Substanzen festgestellt werden. V. d. Wagen schloß, daß hierbei intrauterine Mangelernährung in einer proportional verminderten Menge von Körperwasser und festen Substanzen resultiert.

Die Tabellen 2 und 3 zeigen im weiteren deutlich, daß bei Neugeborenen mit niedrigem Geburtsgewicht die Extrazellulärflüssigkeit 40 bis 50 %

18

Tabelle 3: Gesamtes Körperwasser (GKW), Extrazellulärflüssigkeit und Intrazellulärflüssigkeit (IZF) bei kleinen untergewichtigen Neugeborenen mit niedrigem Geburtsgewicht und Untergewicht für Gestationsalter (UGGA).

Quelle	Geburts-gewicht (kg)	Gestations-alter (Woche)	Alter (Tage)	GKW (ml/kg)	EZF (ml/kg)	IZF (ml/kg)
Cassady (1970)	1,660* (n=10)	36*	0—1	—	448±28	—
Cassady (1971)	2,145* (n=23)	39*	0—1	790±13	—	379±22 (n=18)
Bhakoo (1971)	1,853±0,210 (n=7)	36,1±1,9	5,1±0,7	—	470±27	—
Mettau (1978)	1,638±0,128 (n=4)	36,8±1,5	5,8±5,1	864±19	—	—
Mettau (1978)	1,690±0,089 (n=3)	36±0	7,7±4,0	—	504±4	—
v. d. Wagen (1983)	1,68±0,53 (n=8)	36,4±3,2	0,3	789±35	363±44	435±40

*Durchschnittswerte

des Körpergewichts ausmacht. Das ist mehr als doppelt soviel wie bei Erwachsenen. Im Hinblick auf die Intrazellulärflüssigkeit wurden keine solchen Unterschiede beobachtet. Bei Neugeborenen mit niedrigem GG ist also die GKW-Menge nur erhöht als Folge der erhöhten EZF-Menge.

Veränderungen der Flüssigkeitsräume des Körpers in den ersten Lebenstagen

Aufgrund früherer Untersuchungen wird allgemein angenommen, daß der Verlust von Körpergewicht in den ersten Lebenstagen hauptsächlich auf einer Verminderung der EZF beruht. Jedoch sind in vivo-Messungen, die weitere Veränderungen der Flüssigkeitsräume in den ersten Lebenstagen belegen, sehr selten. Tatsächlich wurden nur einige wenige Untersuchungen sofort nach der Geburt durchgeführt. Der nächste Abschnitt gibt eine kurze Zusammenfassung der zu diesem Thema veröffentlichten Daten.

Cassady und Milstead [4] stellten fest, daß die IZF reifer Neugeborener mit UGGA, die innerhalb der ersten sechs Stunden nach der Geburt untersucht wurden, bedeutend höher war als bei solchen, die zwischen sechs und vierundzwanzig Stunden nach der Geburt untersucht wurden, wobei nur ein kleiner Unterschied im GKW beider Gruppen bestand. Die Autoren schlossen daraus, daß die Unterschiede in den Flüssigkeitsräumen der Kinder vor und nach der sechsten Lebensstunde die Folge einer Verlagerung von Wasser aus dem intrazellulären in den extrazellulären Raum sind. Dies schien mit der intrauterinen Wachstumsverzögerung zusammenzuhängen, da im Rahmen dieser Untersuchung ähnliche Unterschiede weder bei reifen noch unreifen Neugeborenen mit NGGA festgestellt werden konnten. Eine andere Untersuchung von Cassady an normalentwickelten reifen Neugeborenen ergab bei durch Kaiserschnitt entbundenen Kindern eine wesentlich größere GKW- und IZF-Menge als bei vaginal entbundenen. Bei den letzteren war die GKW- und IZF-Menge sofort nach der Geburt bedeutend größer als bei später, innerhalb von 19 Stunden nach der Geburt untersuchten Neugeborenen, woraus sich eine Abnahme des GKW und der IZF in den ersten Lebensstunden schließen ließ. Dies traf auf die durch Kaiserschnitt Geborenen nicht zu, wofür es keine Erklärung gibt. Dabei ist jedoch zu berücksichtigen, daß bei beiden Untersuchungen verschiedene Gruppen miteinander verglichen wurden, die zu unterschiedlichen postnatalen Zeitpunkten untersucht worden waren. Es wurden auch keine Nachuntersuchungen bei diesen Kindern durchgeführt. Folglich könnten nicht beachtete äußere Faktoren die Ergebnisse beeinflußt haben.

Brans et al. [2] untersuchten die Auswirkungen oraler und parenteraler Ernährung auf die EZF an zwei Gruppen von Neugeborenen mit niedrigem GG (vier bzw. sechs Neugeborene pro Gruppe). Diese wurden zweimal untersucht: Einmal innerhalb von 19 Stunden nach der Geburt und erneut zwischen dem 7. und 28. Lebenstag. Eine stärkere Gewichtszunahme bei parenteraler Ernährung ging mit erhöhter EZF einher und wurde mit der Retention von Wasser und/oder einer

20

Verlagerung von Wasser vom intrazellulären in den extrazellulären Raum erklärt.

Aus den in der Literatur veröffentlichten Daten ergibt sich kein einheitliches Bild der Veränderungen der Flüssigkeitsräume während der ersten Lebenstage. Mehrere bisher unbekannte Faktoren können die Größe der verschiedenen Flüssigkeitsräume und/oder Verlagerungen von Wasser von einem Raum in einen anderen beeinflussen. Es ist anzunehmen, daß sich Neugeborene mit UGGA diesbezüglich anders verhalten als Neugeborene mit NGGA. Außerdem scheinen die Art der Entbindung sowie bestimmte damit verbundene Faktoren eine Rolle zu spielen. Die Arbeit von Brans et al.[2] und weitere kürzlich durchgeführte Untersuchungen weisen darauf hin, daß postnatale Veränderungen in der EZF auch sehr stark von der Flüssigkeits- und Natriumaufnahme sowie der Nierenfunktion abhängen.

Für die Intensivbetreuung von Neugeborenen sind Kenntnisse über die genauen Hintergründe des postnatalen Gewichtsverlustes in Bezug auf die Körperzusammensetzung notwendig, um Flüssigkeitsgaben und Ernährung in den ersten Lebenstagen speziell bei Frühgeborenen mit nur geringen Stoffwechselreserven zu regulieren. Leider liegt fast kein Zahlenmaterial über Kinder mit niedrigem Geburtsgewicht vor.

Erst kürzlich haben v. d. Wagen et al. in unserer Abteilung die Veränderungen der Flüssigkeitsräume und der festen Substanz des Körpers während der postnatalen Gewichtsabnahme und anschließenden -zunahme bei Neugeborenen mit UGGA untersucht. Ziel dieser Untersuchung war es, detailliertere Informationen über die Art und Weise der postnatalen Gewichtsabnahme und der anschließenden Gewichtszunahme zu erhalten. Die Kinder wurden nicht hyperkalorisch intravenös, sondern per os ernährt, beginnend mit 30 ml/kg Körpergewicht am ersten Lebenstag und allmählich bis zu 150 ml/kg Körpergewicht am fünften Lebenstag gesteigert, wobei zusätzlich 10%ige Glucoselösung zur Vorbeugung einer Hypoglykämie i.v. verabreicht wurde.

Die Messungen der Flüssigkeitsräume und festen Substanzen des Körpers wurden sofort nach der Geburt, zum Zeitpunkt der größten postnatalen Gewichtsabnahme und bei Wiedererreichen des Geburtsgewichts durchgeführt. Es wurden also insgesamt drei aufeinanderfol-

Tabelle 4: Gesamtes Körperwasser (GKW) und feste Substanz im Verhältnis zum Geburtsgewicht, zum Gewicht am Zeitpunkt des maximalen Gewichtsverlustes und bei Wiedererreichen des Geburtsgewichtes bei Neugeborenen mit UGGA.

Untersuchung:	GKW (ml/kg)	feste Substanz (g/kg)
Geburt	802 ± 36	198 ± 36
Max. Gewichtsverlust	803 ± 45	197 ± 45
Wiedererr. Geburtsgew.	800 ± 37	200 ± 37

(p nicht signifikant)

Tabelle 5: Volumen der Extrazellulärflüssigkeit (EZF) und der Intrazellulärflüssigkeit (IZF) im Verhältnis zum Volumen des gesamten Körperwassers (GKW) bei Neugeborenen mit UGGA.

Untersuchung:	EZF (% GKW)	IZF (% GKW)
Geburt	$45,3 \pm 0,1$	$54,7 \pm 0,1$
Max. Gewichtsverlust	$42,7 \pm 0,1^*$	$57,3 \pm 0,1^*$
Wiedererr. Geburtsgew.	$43,8 \pm 0,0$	$56,2 \pm 0,0$

($^*p < 0,05$)

gende Untersuchungen an jedem Kind vorgenommen. Die Einzelwerte der postnatalen Gewichtsabnahme wurden aus den Differenzbeträgen für die Flüssigkeitsräume und die festen Substanzen aus der jeweils ersten und zweiten Untersuchung errechnet. Analog dazu wurden die Einzelwerte der anschließenden Gewichtszunahme aus der jeweils zweiten und dritten Untersuchung errechnet. Dabei wurde jedes Neugeborene an seinen eigenen Werten kontrolliert.

Insgesamt sieben Neugeborene mit UGGA wurden untersucht. Ihr

Tabelle 6: Zusammensetzung des postnatalen Gewichtsverlustes und der anschließenden Gewichtszunahme bei Neugeborenen mit UGGA (Durchschnittswerte).

	Wasser (%)	feste Substanz (%)
Gewichtsverlust	78	22
Gewichtszunahme	79	21

(p nicht signifikant)

Geburtsgewicht bzw. die Schwangerschaftsdauer (Durchschnittswert $\pm$ Standardabweichung) waren 1,55 $\pm$ 0,46 kg bzw. 35,7 $\pm$ 3,1 Wochen. Das GKW und die EZF wurden gleichzeitig mit einer doppelten Indikator-Verdünnungs-Technik (Deuterium-Oxid und Saccharose) mit nur einer Injektion bestimmt. Die IZF wurde aus der Differenz des GKW minus der EZF errechnet, während die feste Substanz aus der Differenz von Körpergewicht minus GKW errechnet wurden. Die Gewichtsabnahme betrug 75 $\pm$ 36 g, die Zunahme 120 $\pm$ 31 g (Durchschnitt $\pm$ Standardabweichung). Die Ergebnisse dieser Untersuchungen sind in den Tabellen 4, 5 und 6 dargestellt.
Die Ergebnisse der Untersuchung zeigen auf, daß trotz einer kleinen, aber doch signifikanten Abnahme der EZF die Menge des gesamten Körperwassers sowie die der festen Substanz in ihrem Verhältnis zum Körpergewicht unter der während der Untersuchungen eingehaltenen Flüssigkeits- und Nährstoffzufuhr bemerkenswert konstant blieb. Die Zusammensetzung von Gewichtsabnahme und anschließender Gewichtszunahme war fast proportional zur Körperzusammensetzung: Während der Gewichtsabnahme verlor der Körper Wasser und feste Substanz in einem Verhältnis, das seiner Zusammensetzung entsprach. Während der Gewichtszunahme nahm der Körper Wasser und feste Substanz im Verhältnis ihres Anteils an der Körperzusammensetzung auf. Dies führt zu dem Schluß, daß bei Neugeborenen mit UGGA die Gewichtsabnahme lediglich auf dem Stoffwechsel und nicht auf

Dehydrierung beruht, und daß die anschließende Gewichtszunahme auf
Wachstum und nicht auf Rehydrierung zurückzuführen ist.

Dieser Schluß stimmt mit den zu erwartenden Folgen eines Flüssigkeits-
und Nährstoffdefizits in den ersten Lebenstagen überein. Er widerspricht
jedoch jenen Untersuchungen, die den postnatalen Gewichtsverlust als
Folge einer Dehydrierung darstellen.

Dieser Zusammenhang zwischen der Abnahme von EZF und der
Zunahme von IZF während der Gewichtsabnahme ist bisher nicht festgestellt worden. Die Zunahme der IZF kann dabei auf eine Vergrößerung
des Volumens einzelner Zellen hinweisen; sie könnte jedoch auch auf
einer Erhöhung der Gesamtzahl wasserhaltiger Zellen beruhen.

Die Studie weist auch darauf hin, daß bei Neugeborenen mit UGGA der
Beginn des Wachstums nicht auf das Alter bei Wiedererreichen des
Geburtsgewichtes festgelegt werden sollte, sondern auf das Alter der
ersten Gewichtszunahme im Anschluß an die postnatale Gewichtsabnahme. Das bedeutet, daß das postnatale Wachstum durchschnittlich
nicht mit elf, sondern mit drei Tagen beginnt.

Weitere Untersuchungen zu den Veränderungen der Flüssigkeitsräume
bei Neugeborenen mit sehr niedrigem GG (› 1500 g) mit besonderem
Bezug zur Praxis in der Intensivpflege Neugeborener sind notwendig.

Literaturverzeichnis

1 BHAKOO ON, SCOPES JW: Weight minus extracellular fluid as metabolic reference
standard in newborn baby. Arch Dis Child 46, 483, 1971.

2 BRANS YW, SUMNERS JE, DWECK HS, BAILEY PE, CASSADY G: Feeding the low birth
weight infant: Orally or parenterally: II. Corrected bromide space in parenterally suplemented infants. Pediatrics 58, 809, 1976.

3 CASSADY G: Bromide space studies in infants of low birth weight. Ped Res 4, 14,
1970.

4 CASSADY G, MILSTEAD RR: Antipyrine space studies and cell water estimates in
infants of low birth weight. Ped Res 5, 673, 1971.

5 CASSADY G, Effect of cesarean section on neonatal body water spaces. New Engl
J Med 285, 887, 1971.

6   FLEISCHMANN AR. Special problems of the fetus and neonate in Finberg, Kravath and Fleischmann eds: Water and electrolytes in pediatrics. W. Saunders Co 1982.

7   FRIIS-HANSEN, B: Changes in body water compartments during growth. Acta Ped Scand Suppl 110, 1956.

8   METTAU Jw; Measurement of total body fat in low birth weight infants. Thesis. Erasmus University Rotterdam 1978.

9   v. d. WAGEN A, OKKEN A, WESTERVEEN J, DEELSTRA B, ZIJLSTRA WG: Body water compartments and dry body weight in small for dates and appropriate for dates newborn infants at birth (abstract). Ped Res 17, 340A, 1983.

10 v. d. WAGEN A, OKKEN A, WESTERVEEN J, DEELSTRA B, ZIJLSTRA WG. Changes in total body water (TBW) and extra cellular water (ECW) in small for dates newborn infants in the first days of life (abstract). Ped Res 17, 340A, 1983.

11 ZIEGLER EE, O'DONNEL AM, NELSON SE, FOMON SJ: Body composition of the reference fetus. Growth 40, 329, 1976.

Diskussion Vortrag Okken
Leitung: G. Duc, Zürich

G. Duc, Zürich, beglückwünscht Okken zu seiner Studie. Richtlinien
über Flüssigkeits-, Elektrolyten- und Kalorienbedarf in den ersten
Lebenstagen können nur formuliert werden, wenn die Zusammensetzung des sogenannten physiologischen Gewichtsverlustes bekannt ist.
Okken, Groningen, hat heute gezeigt, daß die Gewichtsabnahme der
ersten Lebenstage nicht allein durch die Verminderung der extrazellulären Flüssigkeit erklärt ist, sondern durch gleichzeitigen „Substanz-
verlust", das heißt durch Katabolismus. Er zeigt dazu eine Verschiebung des extrazellulären Wassers in den intrazellulären Raum.

FRAGE: Warum gebrauchen Sie, Dr. Okken, Saccharose und nicht
Bromid, um das extrazelluläre Volumen zu messen?
OKKEN, Groningen, antwortet, daß seine Gruppe eine Verbesserung der
Saccharose-Methode entwickelt hat, so daß diese genauer ist, als die
Bromid-Methode. Sodium-Bromid wird langsam in die extrazelluläre
Flüssigkeit diffundiert, was für Saccharose nicht der Fall ist.
SHMERLING, Zürich, hat Bedenken, daß Saccharose durch Maltase kata-
bolisiert wird. Maltasen seien ubiquitär im Organismus.
Was die Verteilung von Deuterium und Saccharose betrifft, erklärt
Okken, daß die Blutentnahme vor der Verabreichung von Saccharose

und Deuterium gemacht wurde, und dann nach 2, 3, 4, 5 und 24 Stunden. Diese verschiedenen Bestimmungen erlauben es festzustellen, wann das Equilibrium erreicht wurde.

Duc, Zürich, fragt sich, inwieweit diese Daten, die bei untergewichtigen Neugeborenen gemessen wurden, für normalgewichtige Neugeborene unter 1500 g relevant sind.

Okken, Groningen, sagt, daß in Bezug auf die Körperzusammensetzung (mit Ausnahme vielleicht vom Fettgehalt) die beiden Gruppen von Kindern vergleichbar sind. Er weiß aber nicht, ob diese beiden Gruppen die gleiche Anzahl von Zellen haben. Auch wenn vergleichbare Wasserverteilungsvolumen vorhanden sind, weiß man nicht, ob diese Volumina in der gleichen Zellenanzahl verteilt sind.

Okken fügt hinzu, daß die Kalorienzufuhr seiner Kinder (47 Kal./kg/ Tag) relativ tief ist, und daß dies zum Teil den Katabolismus erklärt. Er weiß nicht, ob der Flüssigkeitsverlust in allen Organen gleichzeitig ist. Er macht darauf aufmerksam, daß wahrscheinlich auch das Gehirn in den ersten Lebenstagen Flüssigkeit verliert, was die Abnahme des Kopfumfanges bei diesen Kindern erklärt (R. H. Largo et al.: Evaluation of perinatal growth. Helv. paediat. Acta 35, 419—436, 1980.).

Regulation des Flüssigkeits- und Elektrolyt-Haushalts durch die Niere

J. P. Guignard, P. A. Lauener

1. Funktionelle Reifung

Die fetale Niere ist schon ab der zehnten bis zwölften Schwangerschaftswoche in der Lage, Urin zu produzieren. Die nach einem zentrifugalen
Muster ablaufende Nephrogenese wird erst viel später, etwa um die 35.
Schwangerschaftswoche, abgeschlossen. Die Urinausscheidung des
Feten nimmt progressiv zu, erreicht in der 32. Schwangerschaftswoche
12 ml/h und steigt auf 28 ml/h kurz vor der Geburt.[1] Die Urinausscheidung ist für den Feten nicht lebensnotwendig, weil die Homöostase durch
die Plazenta aufrechterhalten wird.

Die glomeruläre Filtrationsrate (GFR) ist bei Früh- sowie bei Termingeborenen gemessen worden. Sie steigt zwischen der 28. und 35. Schwangerschaftswoche stark an[2, 3], wofür möglicherweise die Entstehung neuer
Nephronen während dieser Zeit verantwortlich ist. Von der 35. Woche bis
zur Geburt verlangsamt sich der Anstieg der GFR deutlich.

Die Entwicklung der glomerulären Filtration steht in Zusammenhang mit
der fortschreitenden Reifung des tubulären Transportsystems. Der Rei-
fungsgrad ist jedoch unterschiedlich bei den verschiedenen Transportmechanismen. Die Reninproduktion tritt recht früh auf, wie das Vorkommen reninhaltiger Granula im juxtaglomerulären Apparat schon ab der

28

Tabelle 1: Entwicklung der GFR

	Y = Gefälle . X	+ Achsen- abschnitt	r	p
Auswirkung des Gestationsalters				
< 35 Wochen	GFR = 1,37 . GA (Wochen) − 28,1		0,87	< 0,001
> 35 Wochen	GFR = 1,03 . GA (Wochen) − 18,6		0,42	nicht significant
Auswirkung des postnatalen Alters				
Frühgeborene	GFR = 1,27 PNA (Tage)	+ 12,5	0,79	< 0,001
Normalgeborene	GFR = 1,89 PNA (Tage)	+ 16,7	0,86	< 0,001

GFR: glomeruläre Filtrationsrate (ml/min x 1,73 m^2)
GA: Gestationsalter
PNA: Postnatales Alter

17. Schwangerschaftswoche belegt.[4] Die Fähigkeit des Feten, schon lange vor dem Geburtstermin hypoton Urin zu erzeugen, weist darauf hin, daß der Mechanismus der Urinverdünnung intrauterin schon früh funktioniert. Demgegenüber bleibt die Konzentrationsfähigkeit trotz der Fähigkeit des Feten, Vasopressin (ADH) aufzubauen, in der pränatalen und auch in der frühen postnatalen Phase schwach entwickelt.

Während der Schwangerschaft wirkt die Plazenta neben ihren vielseitigen anderen Funktionen auch wie ein perfekt auf die Bedürfnisse des Feten abgestimmter Hämodialysator. Das Abnabeln ist das Signal für einen erstaunlichen Anstieg der Nierenfunktion.[2]

Bei der Geburt ist die GFR annähernd 17 ml/min/1,73 m^2 bei Termingeborenen und 12 ml/min/1,73 m^2 bei sehr unreifen Frühgeborenen (Tabelle 1). Obwohl die GFR bei Frühgeborenen zum Zeitpunkt der Geburt geringer ist, scheint sie sich in vergleichbarer Weise zu entwikkeln.[2, 5, 6]

Die Veränderungen, die für die rasche Reifung der Nierenfunktionen verantwortlich zu sein scheinen, sind hämodynamischer und morphologischer Natur: Ein Nachlassen des Nierengefäßwiderstands, ein Ansteigen

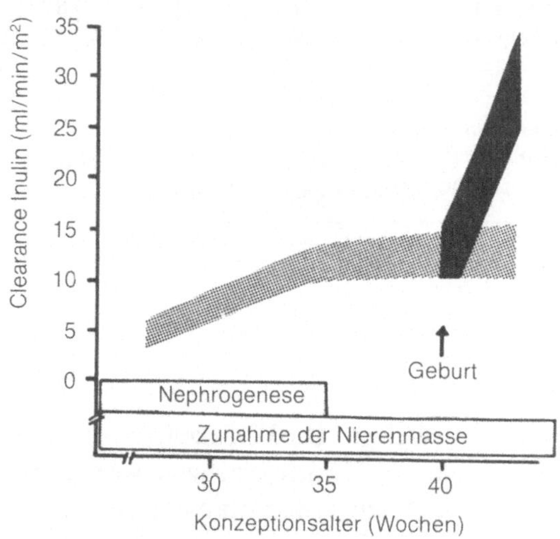

Abb. 1: Entwicklung der glomerulären Filtrationsrate (Inulin-Clearance) in Bezug auf das Konzeptionsalter (Gestationsalter + postnatales Alter).
(Aus: Fawer, C. L., Torrado, A. u. Guignard, J.-P.; Helv. Pediat. Acta 34:11, 1979).

des Systemblutdrucks, des effektiven Filtrationsdrucks und eine Vergrößerung der glomerulären Permeabilität und der Filteroberfläche, wobei letzteres möglicherweise der Hauptfaktor ist. Die hämodynamischen Veränderungen werden wahrscheinlich teilweise durch gefäßaktive Substanzen gesteuert.

Die tubulären Funktionen sind bei Termingeborenen schon bei der Geburt wirksam oder entwickeln sich schnell danach. Die Niere der Frühgeborenen kann wegen ihrer niedrigeren glomerulären Filtrationsrate und der Unreife einiger tubulärer Transportmechanismen Schwierigkeiten haben, die Homöostase aufrechtzuerhalten, wenn die äußeren Umstände ungünstig sind.

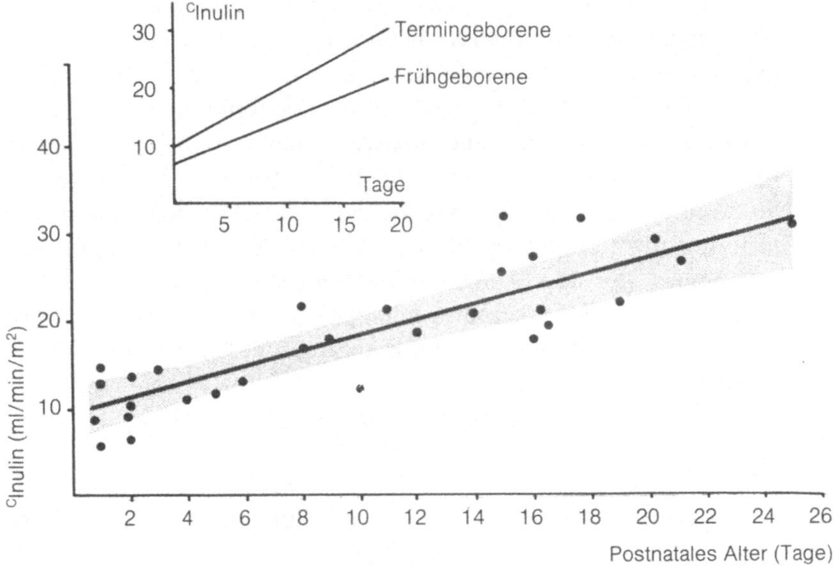

Abb. 2: Anstieg der glomerulären Filtrationsrate (Inulin-Clearance) in Bezug auf das postnatale Alter. Das kleine Diagramm zeigt die Entwicklung der glomerulären Filtration bei früh- und termingeborenen Kindern.
(Aus: Guignard, J.-P., Torrado, A., Da Cunha, O. u. Gautier, E.; J. Pediat. 87:268, 1975).

1.1. Glomeruläre Filtrationsrate (GFR)

Die niedrigere GFR bei sehr unreifen Frühgeborenen erfordert eine Reduktion der Dosierung von Medikamenten, die hauptsächlich durch glomeruläre Filtration eliminiert werden, und bei ansteigender GFR eine entsprechende Erhöhung. Bei Nichtbeachtung dieser Regel besteht das Risiko, den Frühgeborenen während der ersten Lebenstage und -wochen zuviel und später dann zuwenig Medikamentenmengen zu verabreichen. Die Beispiele mit Furosemid und Aminoglykosiden verdeutlichen dieses Risiko:

— Furosemid wird durch glomeruläre Filtration und einen tubulären Transportmechanismus ausgeschieden, wobei beide bei Frühgeborenen unterentwickelt sind. Diese Charakteristika erklären

a) die Verzögerung des Wirkungsbeginns

b) die Verzögerung der Diuresespitze

c) die Verlängerung der Wirkungsdauer und

d) die große Variabilität der Reaktionen auf Furosemid.[7]

— Aminoglykoside werden ausschließlich durch glomeruläre Filtration ausgeschieden. Sie sind angeblich relativ sicher für Neugeborene, umso mehr für Frühgeborene, deren Rindennephronen noch unterentwickelt sind. Jedoch sind toxische Gentamycin-Spiegel leicht erreicht, wenn die Dosierung nicht der niedrigeren GFR angepaßt wird, während später leicht ungenügende Spiegel vorliegen, wenn die Dosierung nicht progressiv mit dem Anstieg der GFR zunimmt. Zur Bestimmung der Medikamentendosis muß das Konzeptionsalter, nicht das postnatale Lebensalter, herangezogen werden, weil die Halbwertszeit von Gentamycin in umgekehrtem Verhältnis zum Gestationsalter steht.[8]

1.2 Wasserhaushalt

Das Frühgeborene ist in der Lage, die Urinosmolalität bis auf so niedrige Werte wie 40 mosm/kg H_2O abzusenken.

Wegen der geringen GFR hat es jedoch nur begrenzte Möglichkeiten, freies Wasser auszuscheiden und auf hypotone Belastung zu reagieren.[9]

Bei zu starker hypotoner Belastung der unreifen Niere kann es in der Folge zu einer Wasserintoxikation kommen.

Die Konzentrationsfähigkeit von Termingeborenen ist im Vergleich zu älteren Kindern noch nicht voll entwickelt. Sie erreicht eine maximale Urinosmolalität von nur 700 bis 800 mosm/kg H_2O.

Die maximale Konzentrationsfähigkeit sehr unreifer Frühgeborener scheint sogar noch geringer und vermutlich auf 600 bis 700 mosm/kg H_2O begrenzt zu sein, die Niere des Neugeborenen reagiert empfindlich auf das antidiuretische Hormon (ADH).[10] Folgende Faktoren mögen für diese noch mangelhafte Konzentrationsfähigkeit verantwortlich sein: Ein

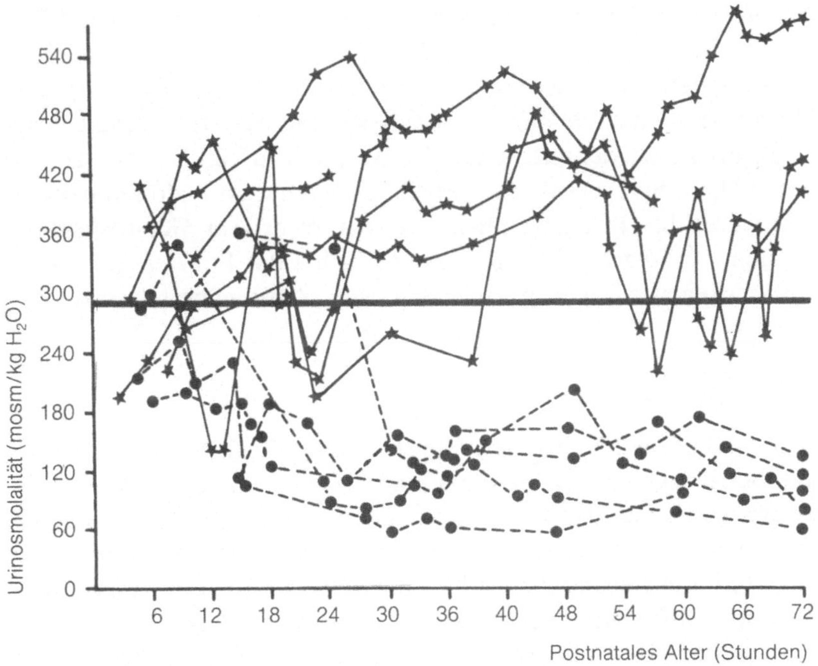

Abb. 3: Urinosmolalität während der ersten drei Lebenstage bei gesunden Neugeborenen (●) und bei Neugeborenen mit idiopathischem Atemnotsyndrom (*).
(Aus: Guignard, J.-P.; Pädiat. Fortbildk. Praxis 45:48, 1978).

niedriges Rinden-Mark-Gefälle in Verbindung mit einer begrenzten Harnstoffausscheidung und einem ungenügenden Natriumchloridtransport in den noch nicht voll entwickelten Henle' Schleifen, die Unreife des Adenylzyklase-ADH-Systems,[11] und möglicherweise die Interferenz der Prostaglandine mit dem Konzentrationsmechanismus.[12] Die Dehydrierung ist eindeutig ein großes Risiko beim sehr unreifen Frühgeborenen, dessen Fähigkeit zur Wasserretention begrenzt ist.

33

1.3 Natriumhaushalt

Das Natriumgleichgewicht beim Termingeborenen, dessen fraktionierte Natriumausscheidung sich bis zum dritten Lebenstag bei 1 % oder weniger einpendelt, wird leicht gehalten. Im Gegensatz dazu ist das Frühgeborene mit sehr niedrigem Geburtsgewicht ein Salzverlierer. Seine fraktionierte Natriumausscheidung erreicht 3 bis 5 %. Dies kann zu einer negativen Natriumbilanz und zu einer schweren Hyponatriämie führen, falls die Natriumzufuhr unter 3 mmol/kg/Tag ist.[13] Ein Defekt beim Natriumtransport, der mit der tubulären Unreife in Verbindung steht, ist für den Natriumverlust verantwortlich. Eine teilweise Aldosteron-Resistenz wurde bei Frühgeborenen mit sehr niedrigem Geburtsgewicht vermutet.[14,15] Wegen seiner geringen GFR hat das Frühgeborene auch Schwierigkeiten mit dem Ausscheiden eines Natriumüberschusses.[16]

1.4 Bikarbonathaushalt

Die Steuerung des Säure-Basen-Gleichgewichts durch die Niere funktioniert bei Neugeborenen, deren Urin-pH-Wert als Reaktion auf ein Abnehmen des Plasmabikarbonat sinkt (Abb. 4).[17] Als Folge einer durch Ammoniumchlorid hervorgerufenen metabolischen Azidose während der ersten drei Lebenswochen haben Frühgeborene höhere Urin-pH-Werte und eine niedrigere Nettosäureausscheidung (SA) als Termingeborene (mittlere pH = 6,0 und SA = 31 μmol/min/m^2 bei Frühgeborenen gegenüber pH = 5,0 und SA = 51 μmol/min/m^2 bei Termingeborenen.[18] Nach vier bis sechs Lebenswochen wird die Säureausscheidung bei Früh- und Termingeborenen vergleichbar.

Die Bikarbonatschwelle der Niere ist bei Termingeborenen auf einen niedrigen Wert von ungefähr 20 mmol/l festgelegt. Diese Schwelle kann bei Frühgeborenen mit sehr niedrigem Geburtsgewicht noch weiter herabgesetzt sein, was zu einer späten metabolischen Azidose während der zweiten und dritten Lebenswoche führen kann.[19] Dieser Zustand ist reversibel und muß nicht behandelt werden. Eine späte metabolische Azidose scheint bei Frühgeborenen, die zusätzlich Natrium erhalten, weniger häufig aufzutreten.

2. Klinische Störungen und ihre Auswirkungen auf die Nierenfunktion

2.1 Atemnotsyndrom

Das Atemnotsyndrom (ANS) ist die am häufigsten auftretende Störung der Atmung bei Frühgeborenen. Dieser Zustand kann die Nierenfunktion beeinflussen und in der Folge Störungen des Flüssigkeits-, Elektrolyt- und Säure-Basen-Gleichgewichts hervorrufen. Eine Beeinträchtigung der Urinproduktion wurde zuerst durch Cort[20] und später durch Nicolopoulos[21] beschrieben. Die Oligurie ist der Ausdruck eines prärenalen Nierenversagens, wobei die Verminderung der GFR und der Nierendurchblutung mit der Schwere der Krankheit zunimmt.[22] Hypovolämie, Hypoxie und Azidose können Nierenveränderungen während der akuten Phase des ANS herbeiführen. Bei Neugeborenen mit ANS in stabilem Zustand scheinen die GFR und die Natriumausscheidung mit einer Kontrollgruppe vergleichbar zu sein.[23] Die verminderte Urinausscheidung und die gestörte Verdünnungsfähigkeit [17] könnten ebenso Folgen der Stimulation des antidiuretischen Hormons sein.

Auch die Tubusfunktion ist durch das ANS betroffen. Eine tubuläre Azidose, die mit Bicarbonatverlust und ungenügender Ammoniakproduktion einhergeht [17, 24], wurde bei Frühgeborenen mit ANS beschrieben. Die Azidose verschlechtert möglicherweise die Nierendurchblutung durch eine Vasokonstriktion. Wenn das ANS mit tiefem Blutdruck einhergeht, treten deutlich erhöhte Angiotensin II-Spiegel auf.[25]. Im Tierversuch führt eine Hypoxämie zur Bildung von Angiotensin II und zur renalen Vasokonstriktion.[26] Es muß noch geklärt werden, ob das Angiotensin II auch für die Abnahme der GFR bei Neugeborenen mit ANS verantwortlich ist.

2.2 Perinatale Asphyxie

Dauber et al. haben das Nierenversagen infolge perinataler Asphyxie klinisch und biochemisch beschrieben.[27] Eine Oligurie war immer vom ersten Lebenstag an vorhanden und dauerte bis zu zwanzig Tagen. Die N-Harnstoffwerte im Blut bewegten sich zwischen 20 und 59 mg/dl. Die

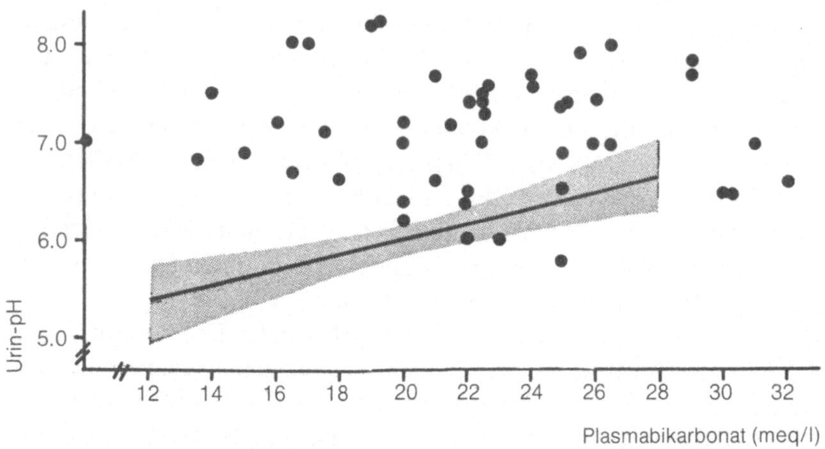

Serumnatriumwerte waren häufig verringert (108 bis 136 mmol/l), und die Serumkaliumkonzentration erreichte oft die obere Grenze der Normalwerte (3,8 bis 6,2 mmol/l). Urinanalysen brachten in vier von sechs Fällen eine Hämaturie und eine Proteinurie zum Vorschein. Alle diese Neugeborenen hatten schwierige Geburten und mußten reanimiert werden. Das wiederholte Abbinden der Nabelschnur beim Lammfeten ergab eine Verdoppelung der Urinosmolalität sowie der Natrium-, Chlorid- und Kaliumkonzentrationen, begleitet von einem erhöhten Plasma-ADH-Spiegel.[28] Während die Clearance von freiem Wasser deutlich anstieg, blieb die glomeruläre Filtrationsrate im wesentlichen unverändert. Diese Untersuchungsergebnisse liefern eine Erklärung für die niedrigen Serumnatriumspiegel bei asphyktischen Neugeborenen.

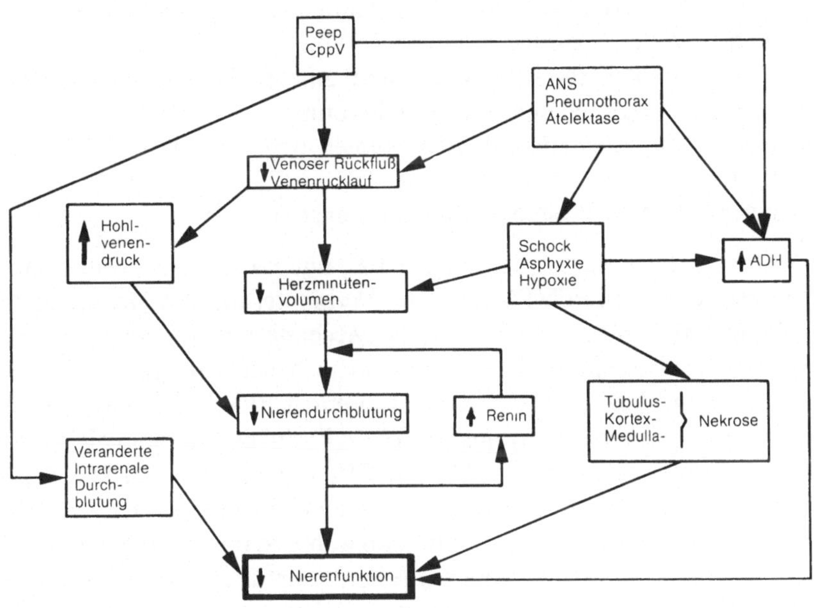

2.3 Schock

Eine Septikämie[29], mütterliche Blutungen vor der Geburt oder kindliche in der Zeit kurz nach der Geburt[30, 31] können auch zu einer perinatalen Asphyxie und einem Schock führen. Ein Schock wird als eine ungenügende Sauerstoffversorgung der Organe als Folge eines kardiovaskulären Versagens definiert.[32] Die Zentralisation des Blutes führt zu einer Verminderung der Nierendurchblutung.[27] Abhängig von der Schwere und Dauer der Nierenischämie kann diese vorübergehende tubuläre Funktionsstörungen oder Tubulus-, Rinden- und/oder Marknekrosen auslösen. Es wurde gezeigt, daß Dopamin in niedrigen Dosen die GFR bei schwer asphyktischen Neugeborenen erhöht.[33]

Die positive pressure ventilation hat auch Auswirkungen auf die Nierenfunktion.[34, 35] Wahrscheinlich bewirkt sie:

1. eine Verringerung des venösen Rückflusses, des Herzminutenvolumens und der Nierenrindendurchblutung,
2. einen erhöhten intrathorakalen und unteren Hohlvenendruck und
   eine erniedrigte Nierenrindendurchblutung,
3. ein vermindertes Herzminutenvolumen und eine Umverteilung des
   Blutes,
4. einen erhöhten Plasmavasopressinspiegel.

Positive end expiratory pressure (PEEP) und continuous positive pressure ventilation (CPPV) haben eine Verminderung des Herzminutenvolumens zur Folge.[36, 37, 38] Doch die Mechanismen, die dabei zu einer
verringerten Nierenfunktion führen, sind noch nicht ganz geklärt. Bemerkenswert ist, daß die Herzindizes während CPPV,[37, 38] nicht aber bei
continuous positive airway pressure (CPAP) sinken, während die glomeruläre Filtrationsrate bei CPAP und CPPV gleichermaßen fällt.[38] Ein
genügendes Blutvolumen scheint eine wichtige Rolle bei der Aufrechterhaltung der normalen Nierenfunktion während positive pressure ventilation zu spielen.[39] So kann auch eine kontinuierliche Dopamin-Infusion
die gefährlichen Auswirkungen von PEEP auf die Nierenfunktion
abwenden.[40]

Die Störungen der Nierenfunktion (erniedrigte Clearance von Kreatinin,
osmolalem und freiem Wasser) erschienen bei der intermittent mandatory ventilation (IMV) schwächer als bei der continuous mechanical ventilation (CMV).[41] PEEP ruft bei Menschen[40] und Tieren[42] eine Freisetzung von Vasopressin hervor. Eine gesteigerte ADH-Sekretion wurde bei
CPPV, nicht jedoch bei CPAP beobachtet.[38]

High frequency jet ventilation (HFJV) und high frequency oscillatory
ventilation (HFOV) sind neue und vielversprechende Beatmungsmetho-
den der Neonatologie. Jedoch müssen die möglichen Vorteile gegenüber
der konventionellen mechanischen Beatmung erst noch nachgewiesen
werden. Bei neugeborenen Kaninchen, die mit Sinusschwingungen mit
einer Frequenz von 7 bis 8 Hz beatmet wurden, konnten im Vergleich mit

IPPV keine bedeutenden Unterschiede für den mittleren Arteriendruck, die Inulin- und PAH-Clearance, die Natriumausscheidung und den Nierengefäßwiderstand festgestellt werden.[43]

2.5 Syndrom der inadaequaten ADH-Sekretion (SIADH)

Der erste Fall von SIADH bei einem Frühgeborenen nach der Ligatur eines offenen Ductus arteriosus wurde 1977 beschrieben.[44] Dieser Zustand ist nicht ungewöhnlich und wurde bei 1,2 % der Praxon' Serie[45] sowie bei 1,4 % der von Moylan beschriebenen Patienten[46] festgestellt. Es wurde aufgezeigt, daß SIADH sowohl bei Termin-[47] als auch bei Frühgeborenen[46] mit unterschiedlichen cerebralen Läsionen auftritt: Asphyxie, hypoxischischämische Enzephalopathie, Meningitis und intrakranielle Blutungen. Auch kann eine übermäßige Vasopressinfreisetzung im Zusammenhang mit Lungenstörungen wie Pneumonie, Pneumothorax, Atelektase oder ANS beobachtet werden.[45] SIADH wurde auch schon in Verbindung mit künstlicher Beatmung beschrieben, aber die Mechanismen, die für die ADH-Hypersekretion verantwortlich sind, sind noch nicht sicher bekannt.
In Tierversuchen erhöht sich das Plasmavasopressin zwar bei continuous positive pressure ventilation (CPPV), nicht aber bei continuous positive airway pressure (CPAP) [38]. In all den hier beschriebenen Fällen sind die Mechanismen, die zur übermäßigen Freisetzung von ADH führen, noch sehr unklar.[45, 46] Vermehrter Wasserverlust (künstliche Beatmung, Phototherapie), gesteigerte Plasmaosmolalität, verringertes Extrazellulärvolumen (hämorrhagische Hypotension, Schock) Asphyxie und Hypoxie, herabgesetzte Spannung der linken Vorhofwand des Herzens oder der Lungenvenen,[45, 48] sowie Wirkungen von Medikamenten, all dies kann zur Entwicklung eines SIADH beitragen.

3. Wirkungen von Medikamenten

Eine Vielzahl der in der Neonatalperiode angewandten Medikamente kann große Auswirkungen auf die Nierenfunktion des Neugeborenen haben.[49]

3.1 Aminoglykoside

Seit mehr als zehn Jahren ist Gentamycin in großem Umfang in der Neonatologie angewandt worden.[50] In letzter Zeit wurden auch andere Aminoglykoside wie Tobramycin und Amikacin auf den Neugeborenenstationen eingeführt. Bei mit Gentamycin behandelten Neugeborenen wurde im Gegensatz zu nicht damit behandelten Kontrollpatienten von erhöhter Plasmakreatininkonzentration berichtet.[51] (Abb. 6)

Die Enzymtätigkeit im Urin war während der Gentamycin-Behandlung deutlich angestiegen, was tubuläre Veränderungen widerspiegelt, die sich nicht unbedingt in einem Anstieg von N-Harnstoff und Kreatinin im Serum manifestieren.[52, 53]

Über die Wirkung von Gentamycin auf die glomeruläre Filtrationsrate und die fraktionierte Ausscheidung von ß-Mikroglobulin liegen widersprüchliche Ergebnisse vor.[53, 54] Bei neugeborenen Hunden senkt Gentamycin die tubuläre Phosphatrückresorption und scheint auch den Reifungsprozeß der glomerulären Filtration zu beeinflussen.[55]

Der gutartige Charakter und die Reversibilität der beobachteten Veränderungen der Nierenfunktion,[50, 51, 54] sowie die relative Toleranz des Frühgeborenen gegenüber Aminoglykosiden sind der relativ geringen Durchblutung der Rindennephronen im frühen Gestationsalter zugeschrieben worden.

3.2 Indometacin

Indometacin ist ein Prostaglandinsynthetasehemmer und wird häufig bei Frühgeborenen zum medikamentösen Verschluß eines hämodynamisch aktiven offenen Ductus arteriosus angewandt.[56] Eine Verminderung der Nierendurchblutung,[57–59] der Urinausscheidung,[57, 59–61] der glomerulären Filtrationsrate,[58, 61, 62] und der Elektrolytausscheidung[58–61] bei gleichzeitig erhöhten N-Harnstoff- und Kreatininkonzentrationen im Serum,[56] sowie eine verminderte Kallikreinausscheidung[59] wurden festgestellt. Die Umverteilung der gesamten Nierendurchblutung von der inneren zur äußeren Rinde nach der Anwendung von Indometacin unterstützt die Hypothese, daß bei Kaninchen die renale Prostaglandinsynthese für die Aufrechterhaltung einer genügenden Durchblutung der tiefen Nieren-

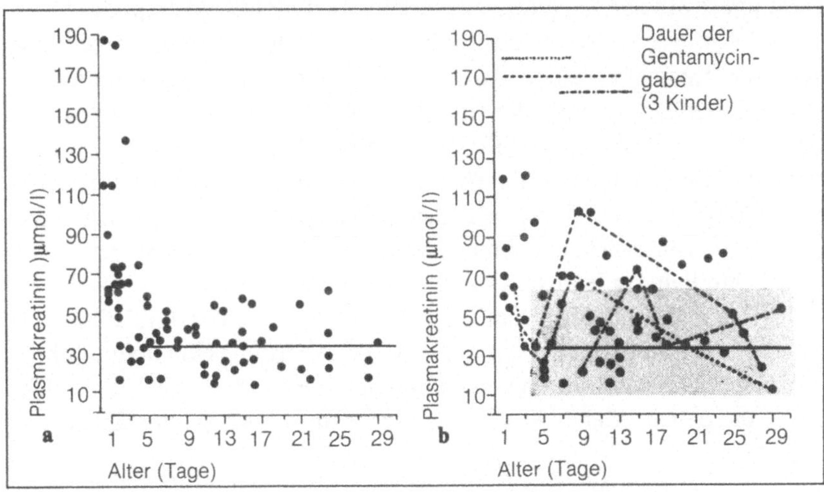

rinde notwendig ist.[59] Ein zu kleines Blutvolumen und die diesem zugrunde liegenden Zustände wie Leberkrankheiten und fortgeschrittene Herzinsuffizienz können die Nierenfunktion noch weiter abbauen, wenn die Prostaglandinsynthese behindert wird.[58] Bei einem klinischen Versuch mit Frühgeborenen hat die Kombination von Indometacin mit Furosemid die Urinausscheidung, die glomeruläre Filtrationsrate und die Elektrolytausscheidung im Vergleich mit der Anwendung von Indometacin allein verbessert.[60] Wenngleich die meisten Autoren auf den reversiblen Charakter der renalen Nebenwirkungen von Indometacin verweisen, ist die sorgfältige Überwachung der Nierenfunktion während und nach der Indometacin-Behandlung unbedingt notwendig.

3.3 Tolazolin

Tolazolin ist ein α-adrenerger Blocker und ist in den vergangenen Jahren immer häufiger zur Behandlung der persistierenden pulmonalen Hypertension beim Neugeborenen eingesetzt worden.[62] Oligurie, vorübergehendes Nierenversagen und Hämaturie sind diesem Medikament zugeschrieben worden.[62] Beim betäubten normoxämischen Kaninchen führte Tolazolin zur Verringerung der Urin- und Natriumausscheidung, der glomerulären Filtrationsrate (Inulin-Clearance) und der renalen Durchblutung, sowie zur Vergrößerung des renalen Gefäßwiderstandes.[63] Diese Wirkungen waren dosisabhängig. Bei derselben Untersuchung wies das Kaninchen einen Anstieg des Systemblutdrucks während der Tolazolin-Infusion auf, der möglicherweise auf einer teilweise α-agonistischen Wirkung von Tolazolin beruht. Diese Wirkung ist bei sehr kranken Neugeborenen wahrscheinlich nicht vorhanden. Ein akutes Nierenversagen wurde bei hypoxämischen Frühgeborenen und solchen mit niedrigem Blutdruck bei Anwendung von Tolazolin registriert.[64] Die Aufrechterhaltung eines normalen systolischen Blutdrucks während einer Tolazolinbehandlung, möglichst durch Volumen, ist unbedingt notwendig. Auch Dopamin kann diese Aufgabe wirkungsvoll übernehmen. Es sind jedoch hohe Dosen von Dopamin nötig (bis zu 20 bis 125 μg/kg/min), um den arteriellen Druck und die Urinproduktion konstant zu halten.[65]

3.4 β-adrenerger Agonist

β-adrenerge Mittel haben bei der Behandlung vorzeitiger Wehen weitverbreitete Anwendung gefunden.[66] Die transplazentare Passage von Isoxsuprin ist nachgewiesen,[67] und eine geringere Häufigkeit von ANS bei mit Isoxsuprin behandelten Neugeborenen ist festgestellt worden, möglicherweise eine Folge der Stimulation der Surfactant-Freisetzung. Das Auftreten einer Hypotonie stieg in direktem Zusammenhang mit der Nabelschnur-Isoxsuprinkonzentration an, reagierte nicht auf Volumenersatz und konnte nach Dopamin-Anwendung normalisiert werden.[67] Frühgeborene von weniger als 33 Schwangerschaftswochen und mit einem Nabelschnur-Isoxsuprinspiegel über 2ng/ml hatten immer einen niedrigen Blutdruck.

In einer kürzlich durchgeführten Untersuchung sind die Auswirkungen der Anwendung von Ritodrinhydrochlorid bei der Mutter auf die Nierenfunktion des Neugeborenen geprüft worden.[68] Bedeutend geringere Inulin-Clearances, eine höhere Plasmareninaktivität und größere Arginin-Vasopressinsekretionen im Urin wurden beobachtet, jedoch konnten keine klinischen Anzeichen eines Nierenversagens festgestellt werden. Die Elektrolytwerte für Serum und Urin und die Natrium- und Urinausscheidung blieben im Vergleich zu einer Kontrollgruppe unverändert. Die Werte für die Plasma-Ritodrinkonzentration, die Plasmareninaktivität und die Vasopressinausscheidung standen in reziprokem Verhältnis zum Gestationsalter. Ebenso standen die Nabelschnur-Ritodrinkonzentrationen im umgekehrten Verhältnis zur Dauer des medikamentenfreien Zeitraums vor der Entbindung; die Medikamenten-Clearance brauchte je länger Zeit desto unreifer die Frühgeborenen waren.[68] Unreife Kinder von mit ß-adrenergen Agonisten behandelten Müttern erfordern eine genaue Beobachtung im Hinblick auf eine Systemhypotension und die Nierenfunktion.

3.5 Captopril

Captopril ist ein kompetitiver Hemmstoff des Angiotensin I-umwandelnden Enzyms mit einer auffälligen Wirksamkeit bei der reninabhängigen Hypertension. Es wurde bisher in der Neonatalperiode nur ausnahmsweise angewandt,[69] so daß die nur begrenzte Erfahrung keine definitiven Schlüsse über potentielle Nebenwirkungen auf die Nieren zuläßt. Eine Proteinurie und eine reversible Beeinträchtigung der Nierenfunktion wurde bei Kindern beobachtet.[70] Über einen Fall von tödlicher Anurie bei einem Frühgeborenen, dessen Mutter wegen refraktärer Hypertension mit Captopril behandelt worden war, wurde berichtet.[71] Die gefährliche Wirkung von Captopril, das die Plazentaschranke schnell überwindet, wird durch Tierversuche bestätigt. Eine deutlich erhöhte perinatale Sterblichkeit neugeborener Kaninchen und Lämmer, deren Mütter mit Captopril behandelt worden waren, ist nachgewiesen worden.[72,73]

Die Pathogenese der fetalen Morbidität und der Anurie steht möglicherweise mit Interferenzen mit dem Renin-Angiotensin-System, dem Brady-
kinin oder den Prostaglandinen in Verbindung.

3.6 Kontrastmittel

Die intravenöse Verabreichung von wasserlöslichen Kontrastmitteln mit
einer Osmolalität von 1 300 bis 1 940 mosm/kg H_2O [49] ist mit nephro-
toxischen Nebenwirkungen verschiedenen Grades bei Menschen und
Tieren in Verbindung gebracht worden.[74] Neugeborene mit sehr niedrigem Geburtsgewicht, deren GFR und Konzentrationsfähigkeit herabgesetzt sind, stehen nach der Anwendung von Kontrastmitteln einem
besonders großen Risiko von toxischen Wirkungen und Dehydratation
gegenüber. Hämaturie scheint bei Kindern eine dosisabhängige, reversible Nebenwirkung zu sein. Eine Verminderung der Nierendurchblutung
wurde bei Ferkeln beobachtet.[74] Die schlimmsten Komplikationen sind
Nierenvenenthrombosen und Nierenmarknekrosen.[74, 75] Kontrastmittel
sollten während der Neonatalperiode sehr vorsichtig und nur nach vor-
ausgegangener genügender Hydratation verwendet werden. Nicht-ioni-
sche Kontrastmittel stehen jetzt zur Verfügung. Ihre vergleichsweise niedrige Osmolalität (450 mosm/kg H_2O) macht sie zu erstklassigen Mitteln
für Kontrastuntersuchungen bei Frühgeborenen mit sehr niedrigem
Geburtsgewicht.

Schlußfolgerungen

Man muß sich der eingeschränkten Funktion der sehr unreifen Niere
bewußt sein, um ein Frühgeborenes mit sehr niedrigem Geburtsgewicht
optimal zu behandeln. Eine angemessene Zufuhr von Wasser und Elektrolyten, eine an die niedrige GFR angepaßte Medikamentendosierung
und die Vermeidung von unnötigen iatrogenen Streßsituationen werden
zu einer optimalen Überlebensrate unter diesen mit hohem Risiko bela-
steten Frühgeborenen führen.

44

Literaturverzeichnis

1 CAMPBELL, S., WLADIMIROFF, J. W., and DEWHURST, C.J.: The antenatal measurement of fetal urine production. J. Obstet. Gynaecol. Br. Commonw., 80:680, 1973.

2 FAWER, C.-L., TORRADO, A., and GUIGNARD, J.-P.: Maturation of renal function in full-term and premature neonates. Helv. Paediatr. Acta, 34:11, 1979.

3 GUIGNARD, J.-P., TORRADO, A., DA CUNHA, O., et al.: Glomerular filtration rate in the first three weeks of life. J. Pediatr., 87:268, 1975.

4 LJUNQVIST A., and WAGERMARK J.: Renal juxtaglomerular granulation in the human foetus and infant. Acta Path. Microbiol. Scand. 67:257, 1966.

5 LEAKE, R. D., TRYGSTAD, C., and OH, W.: Inulin clearance in the newborn infant: Relationship to gestational and postnatal age. Pediatr. Res., 10:759, 1976.

6 SVENNINGSEN, N. W.: Single injection polyfructosan clearance in normal and asphyxiated neonates. Acta Paediatr. Scand., 64:87, 1975.

7 WOO, W. R., DUPONT, C., COLLINGE, J. and ARANDA, J. V.: Effects of furosemide in the newborn. Clin. Pharmacol. Ther 23:266, 1978.

8 ASSAEL, B. M.: Pharmacokinetics and drug distribution during postnatal development. Pharmac. Ther. 18:159, 1982.

9 LEAKE, R. D., ZAKAUDDIN, S., TRYGSTAD, C. W., et al.: The effects of large volume intravenous fluid infusion on neonatal renal function. J. Pediatr., 89:968, 1976.

10 JOPPICH, R., KOLLMANN, D., INGRISCH, U., et al.: Urinary cyclic AMP and renal concentrating capacity in infants. Eur. J. Pediatr., 124:113, 1979.

11 SCHLONDORFF, D., WEBER, H., TRIZNA, W., et al.: Vasopressin responsiveness of renal adenylate cyclase in newborn rats and rabbits. Am. J. Physiol., 234:F 16, 1978.

12 JOPPICH, R., SCHERER, B., and WEBER, P. C.: Renal prostaglandins: Relationship to the development of blood pressure and concentrating capacity in pre-term and full-term healthy infants. Eur. J. Pediatr., 132:253, 1979.

13 ROY, R. N., CHANCE, G. W., RADDE, I. C., et al.: Late hyponatremia in very low-birth-weight infants. Pediatr. Res., 10:526, 1976.

14 APERIA, A., BROBERGER, O., HERIN, P., et al.: Sodium excretion in relation to sodium intake and aldosterone excretion in newborn pre-term and full-term infants. Acta Paediatr. Scand., 68:1, 1979.

15 SULYOK, E., NEMETH, M., TENYI, I., et al.: Postnatal development of renin-angiotensin-aldosterone system, RAAS, in relation to electrolyte balance in premature infants. Pediatr. Res., 13:817, 1979.

16 APERIA, A., BROBERGER, O., THODENIUS, K. and ZETTERSTRÖM, R.: Renal

control of sodium and fluid balance in newborn infants during intravenous maintenance therapy. Acta Paed. Scand. 64:725, 1975.

17 TORRADO, A., GUIGNARD, J.-P., PROD'HOM, L. S., et al.: Hypoxaemia and renal function in newborns with respiratory distress syndrome (RDS). Helv. Paediatr. Acta, 29:399, 1974.

18 SVENNINGSEN, N. W.: Renal acid base titration studies in infants with and without metabolic acidosis in the postneonatal period. Pediatr. Res., 8:659, 1974.

19 SCHWARTZ, G. J., HAYCOCK, G. B., Edelmann, C. M. and SPITZER, A.: Late metabolic acidosis: A reassessment of the definition. J. Pediatrics 95:102, 1979.

20 CORT, R. L.: Renal function in respiratory distress syndrome. Acta Paediatr. 51:313, 1962.

21 NICOLOPOULOS, D. A. and SMITH, C. A.: Metabolic aspects of idiopathic respiratory distress (hyaline membrane disease) in newborn infants. Pediatrics 28:206, 1961.

22 GUIGNARD, J.-P., TORRADO, A., MAZOUNI, S. M., et al.: Renal function in respiratory distress syndrome. J. Pediatr. 88:845, 1976.

23 SIEGEL, S. R., FISHER, D. A., and OH, W.: Renal functions and aldosterone levels in infants with respiratory distress syndrome. J. Pediatr. 83:854, 1975.

24 ALLEN, A. C., and USHER, R.: Renal acid excretion in infants with the respiratory distress syndrome. Pediatr. Res., 5:345, 1971.

25 BROUGHTON-PIPKIN, F., and SMALES, O. R. C.: A study of factors affecting blood pressure and angiotensin II in newborn infants. J. Pediatr. 91:113, 1977.

26 GUIGNARD, J.-P., WALLIMANN, C., and GAUTIER, E.: Prevention by verapamil of the hypoxaemia-induced renal vasoconstriction. Kidney Int., 20:139,1981.

27 DAUBER, I. M., KRAUSS, A. N., SYMCHYCH, M. D., et al.: Renal failure following perinatal anoxia. J. Pediatr., 88:851, 1976.

28 DANIEL, S. S., HUSAIN, M. K., MILLIEZ, J., STARK, R. I., YEH, M. N. and JAMES, L. S.: Renal response of fetal lamb to complete occlusion of umbilical cord. Am. J. Obstet. Gynecol. 131:514, 1978.

29 CRISPIN, A. R.: Medullary necrosis in infancy. Br. Med. Bull. 28:233, 1972.

30 SANERKIN, N. G. and EVANS, J. M.: Bilateral renal cortical necrosis in infants associated with maternal antepartum hemorrhage. J. Pathol. 90:209, 1965.

31 BERNSTEIN, J. and MEYER, R.: Congenital abnormalities of the urinary system. J. Pediatr. 59:657, 1961.

32 PERKIN, R. M. and LEVIN, D. L.: Shock in the pediatric patient. Part I. J. Pediatr. 101:163, 1982.

33 LEITNER, M. J., McNEAL, R., KNAPP, R. A., GRISWOLD, W., MENDOZA, S. and COEN, R. W.: Glomerular filtration rate (GFR) in the severely asphyxiated neonate treated with dopamine. Pediat. Res. 14:622, 1980.

34 TYLER, D. C.: Positive end-expiratory pressure: A review. Crit. Care Med. 11:300, 1983.

35 FEWELL, J. E., and NORBON, J. B.: Continuous positive airway pressure impairs renal function in newborn goats. Pediatr. Res., 14:1132, 1980.

36 BEYER, J., BECKENLECHNER, P. and MESSMER, K.: The influence of PEEP ventilation on organ blood flow and peripheral oxygen delivery. Intensive Care Med. 8:75, 1982.

37 SIMONNEAU, G., LEMAIRE, F., HARF, A., CARLET, J. and TEISSEIRE, B.: A comparative study of the cardiorespiratory effects of continuous positive airway pressure breathing and continuous positive ventilation in acute respiratory failure. Intensive Care Med. 8:61, 1982.

38 MARQUEZ, J. M., DOUGLAS, M. E., DOWNS, J. B., et al.: Renal function and cardiovascular responses during positive airway pressure. Anesthesiology. 50:393, 1979.

39 PRIEBE, H.-J., HEIMANN, J. C. and HEDLEY-WHYTE, J.: Mechanisms of renal dysfunction during positive end-expiratory pressure ventilation. J. Appl. Physiol. 50:643, 1981.

40 HEMMER, M., VIQUERAT, C. E., SUTER, P. M. and VALLOTTON, M.B.: Urinary antidiuretic hormone excretion during mechanical ventilation and weaning in man. Anesthesiology 52:395, 1980.

41 STEINHOFF, H., FALKE, K. and SCHWARZHOFF, W.: Enhanced renal function associated with intermittent mandatory ventilation in acute respiratory failure. Intensive Care Med. 8:69, 1982.

42 BARATZ, R. A., PHILBIN, D. M. and PATTERSON, R. W.: Plasma antidiuretic hormone and urinary output during continuous positive-pressure breathing in dogs. Anaesthesiology 34:510, 1971.

43 COTTING, J. and GUIGNARD, J. P.: Renal function during ventilation by high-frequency oscillation in the newborn rabbit. J. Pediatric Nephrol. 4:282, 1983.

44 WEINBERG, J. A., WEITZMAN, R. E., ZAKAUDDIN, S. and LEAKE, R. D.: Inappropriate secretion of antidiuretic hormone in a premature infant. J. Pediatr. 90:111, 1977.

45 PAXSON, C. L., STOERNER, J. W., DENSON, S. E., ADCOCK III, E. W. and MORRISS, Jr., F. H.: Syndrome of inappropriate antidiuretic hormone secretion in neonates with pneumothorax or atelectasis. J. Pediatr. 91:459, 1977.

46 MOYLAN, F. M. B., HERRIN, J. T., KRISHNAMOORTHY, K., TODRES, D. and SHANNON, D. C.: Inappropriate antidiuretic hormone secretion in premature infants with cerebral injury. Am. J. Dis. Child 132:399, 1978.

47 KAPLAN, S. L. and FEIGIN, R. D.: Inappropriate secretion of antidiuretic hormone complicating neonatal hypoxic-ischemic encephalopathy. J. Pediatr. 92:431, 1978.

48 SLADEN, A., LAVER, M. B. and PONTOPPIDAN, H.: Pulmonary complications and water retention in prolonged mechanica ventilation. N. Engl. J. Med 279:448, 1968.

49 GUIGNARD, J.-P.: Renal function in the newborn infant. Ped. Clin. North Amer. 29:777, 1982.

50 McCRACKEN, G. H. and JONES, L. G.: Gentamicin in the neonatal period. Amer. J. Dis. Child 120:524, 1970.

51 FELDMAN, H., and GUIGNARD, J.-P.: Plasma creatinine in the first month of life. Arch. Dis. Child., 57:123, 1982.

52 ADELMAN, R. D., and ZAKAUDDIN, S.: Urinary enzyme activities in children and neonates receiving gentamicin therapy. Dev. Pharmacol. Ther., 1:325, 1980.

53 TESSIN, I., BERGMARK, J., HIESCHE, K., JAGENBURG, R. and TROLLFORS, B.: Renal function of neonates during gentamicin treatment. Arch. Dis. Child. 57:758, 1982.

54 ELINDER, G. and APERIA, A.: Development of glomerular filtration rate and excretion of β_2-microglobulin in neonates during gentamicin treatment. Acta Paediatr. Scand. 72:219, 1983.

55 COWAN, R. J., JUKKOLA, A. F. and ARANT, B. S. Jr.: Pathophysiologic evidence of gentamicin nephrotoxicity in neonatal puppies. Pediatr. Res. 14:1204, 1980.

56 GERSONY, W. M., PECKHAM, G. J., ELLISON, R. C., MIETTINEN, O. S. and NADAS, A. S.: Effects of indomethacin in premature infants with patent ductus arteriosus: Results of a national collaborative study. J. Pediatr. 102:895, 1983.

57 WINTHER, J., PRINTZ, M. P., and FRIEDMAN, S.: The influence of indomethacin on neonatal renal function. Pediatr. Res. 11:402, 1977.

58 DUNN, M. J. and ZAMBRASKI, E. J.: Renal effects of drugs that inhibit prostaglandin synthesis. Kidney International 18:609, 1980.

59 BEILIN, L. J. and BHATTACHARYA, J.: The effect of prostaglandin synthesis inhibitors on renal blood flow distribution in conscious rabbits. J. Physiol. 269:395, 1977.

60 YEH, T. F., WILKS, A., SINGH, J., BETKERUR, L. L. and PILDES, R. S.: Furosemide prevents the renal side effects of indomethacin therapy in premature infants with patent ductus arteriosus. J. Pediatr. 101:433, 1982.

61 CIFUENTES, R. F., OLLEY, P. M., BALFE, J. W., et al.: Indomethacin and renal failure function in premature infants with persistent patent ductus arteriosus. J. Pediatr., 95:583, 1979.

62 GOETZMAN, B. W., SUNSHINE, P., JOHNSON, J. D., et al.: Neonatal hypoxia and pulmonary vasospasm.: Response to tolazoline. J. Pediatr., 89:617, 1976.

63 NAUJOKS, S., and GUIGNARD, J.-P.: Renal effects of tolazoline in rabbits. Lancet, 2:1075, 1979.

64 TROMPETER, R. S., CHANTLER, C., and HAYCOCK, G. B.: Tolazoline and acute renal failure in the newborn. Lancet, 1:1219, 1981.

65 DRUMMOND, W. H., GREGORY, G. A., HEYMANN, M. A. and PHIBBS, R. A.: The independent effects of hyperventilation, tolazoline, and dopamine on infants with persistent pulmonary hypertension. J. Pediatr. 98:603, 1981.

66 Jung, H., Lamberti, G. (eds.) Beta-mimetic Drugs in Obstetrics and Perinatology. Georg Thieme Verlag, Stuttgart,

67 Brazy, J. E., Little, V. and Grimm, J.: Isoxsuprine in the perinatal period. II. Relationships between neonatal symptoms, drug exposure, and drug concentration at the time of birth. J. Pediatr. 98:146, 1981.

68 Hansen, N. B., Oh, W., LaRochelle, F. and Stonestreet, B. S.: Effects of maternal ritodrine administration on neonatal renal function. J. Pediatr. 103:774, 1983.

69 Bifano, E., Post, E. M., Springer, J., Williams, M. L. and Streeten, D. H. P.: Treatment of neonatal hypertension with Captopril. J. Pediatr. 100:143, 1982.

70 Colavita, R. D., Gaudio, K. M. and Siegel, N. J-.: Reversible reduction in renal function during treatment with captopril. Pediatrics 71:839, 1983.

71 Burgener, F., Guignard, J. P., and Calame, A.: Anurie persistante chez un nouveau-né: Complication du captopril? Helv. Paediatr. Acta (Suppl.), 46:3, 1981.

72 Broughton Pipkin, F., Symonds, E. M. and Turner, S. R.: The effect of captopril (SQ14, 225) upon mother and fetus in the chronically cannulated ewe and in the pregnant rabbit. J. Physiol. 323:415, 1982.

73 Ferris, T. F., and Weir, E. K.: Effect of captopril on uterine blood flow and prostaglandin E synthesis in the pregnant rabbit. J. Clin. Invest 71:809, 1983.

74 Gruskin, A. B., Oetliker, O. H., Wolfish, N. M., et al.: Effects of angiography on renal function and histology in infants and piglets. J. Pediatr., 76:41, 1970.

75 Gilbert, E. F., Khoury, G. H., Hogan, G. R., et al.: Hemorrhagic renal necrosis in infancy: Relationship to radiopaque compounds. J. Pediatr., 76:49, 1970.

Diskussion Vortrag Guignard

Säurebasen-Regulation bei kleinen Frühgeborenen

GUIGNARD: Es liegen bisher zu wenig Informationen über die Nierenfunktion bei Frühgeborenen mit weniger als 1 500 g vor. Allgemein kann man sagen, daß Frühgeborene genau wie Termingeborene ihr Urin-pH senken und fixe Säuren ausscheiden können. Ein kleines Defizit dieser Funktionen existiert nur in den ersten Lebenswochen und spielt bei der Entstehung der spätmetabolischen Azidose eine Rolle (Kieldeberg, P., Acta paediatr Scand, Uppsala, 53:517, 1964).

Ursache einer schweren metabolischen Alkalose
im Alter von 2 bis 3 Wochen

GUIGNARD: Man muß unterscheiden zwischen kompensierter respiratorischer Azidose, (positiver Basenüberschuß als Folge einer PCO_2-Erhöhung) und echter metabolischer Alkalose (positiver Basenüberschuß ohne PCO_2-Erhöhung). Letzteres ist häufig die Folge eines Natriumverlustes mit Volumenkontraktion und sekundärer, erhöhter Bicarbonatresorption im proximalen Tubulus, zum Beispiel, wenn ein dekompensierter Ductus Botalli mit Furosemid behandelt wird.

Ursache von Hypernatriämie in den ersten Lebenstagen

GUIGNARD: Die Niere des Frühgeborenen ist nicht in der Lage, Urin auf mehr als 500 bis 600 mosm/kg Wasser zu konzentrieren. Das bedeutet, daß sie kein Wasser zurückhalten kann, andererseits aber auch, daß sie bei zu hoher Natriumgabe den Überschuß nicht ausscheiden kann. In beiden Fällen kann es zu Hypernatriämie kommen.

DUC: Der insensible Wasserverlust — IWV — ist ein weiterer wichtiger Faktor der Hypernatriämie bei SNGG. IWV ist der ständige, normalerweise unsichtbare Wasserverlust über die Lunge und die Haut. (Wasserverlust durch aktives Schwitzen gehört nicht dazu, das ist ein sensibler Wasserverlust.) IWV ist bei SNGG besonders hoch, da die Körperoberfläche pro kg Körpergewicht überproportional größer ist, als bei größeren Frühgeborenen. Außerdem wird der Wasserverlust durch die Haut auf Grund der dünneren Epidermis von SNGG begünstigt. IWV ist besonders hoch unter den Wärmestrahlern, die sonst sehr wirksam sind, um bei SNGG die gewünschte Körpertemperatur zu halten. (Baumgart S. et al, Pediatr Res 15, 1495, 1981). Bei Frühgeborenen mit weniger als 1 000 g Körpergewicht wurde ein IWV von 5 bis 6 ml/kg/Stunde gemessen und als Ursache für die Hyponatriämie erkannt. (Baumgart S., Clinics in Perinatology 9, 491, 1982).

Nierenfunktion bei Atemnotsyndrom

GUIGNARD: Ich gebe zu, daß ein Teil der „Nieren"-Insuffizienz, die in meiner Studie (Ref. 22) beobachtet wurde, bereits parenteral durch die geringe Flüssigkeitsaufnahme dieser Kinder (65 ml/kg/Tag) verursacht wurde.

Autoregulation der Nierendurchblutung bei SNGG

GUIGNARD: Für SNGG liegen keine Angaben vor. Tierversuche zeigen, daß Prostaglandine eine wichtige Rolle dabei spielen, die Nierendurchblutung unter hypoxischen Bedingungen aufrecht zu erhalten. Die Verabreichung eines Kalzium-Antagonisten beugt einer hypoxämischen Schädigung der Niere bei ausgewachsenen und neugeborenen Kaninchen vor.

*Auswirkung von Koffein auf die Nierenfunktion bei Frühgeborenen
mit Apnoen, möglicherweise mit Hypoxien.*

GUIGNARD: Bei normalen Frühgeborenen kann Koffein zu einer Steigerung der Diurese führen; die Wirkung auf hypoxämische Frühgeborene ist unbekannt.

DUC: Ich möchte Herrn Guignard für die Fülle von Information in seinem Vortrag danken und hoffe, daß die Kindernephrologie den Neonatologen weiterhin helfen wird, mehr über die Nierenfunktion von SNGG zu erfahren.

Neonatologen müssen erkennen, daß die Fortschritte in der Betreuung von SNGG mit sich gebracht haben, daß diese Frühgeborenen neuen Medikamenten ausgesetzt werden. Der vorteilhaften Auswirkung dieser Mittel auf Zielorgane wie Lungengefäße, Ductus arteriosus, Myokard steht möglicherweise ihre unerwünschte Wirkung auf andere Organe, wie z. B. die Niere, gegenüber, die einen Großteil des Herzminutenvolumens beansprucht und dann ein ganzes Leben lang in der Lage sein muß, Fernregulierungsarbeit zu leisten.

Flüssigkeitsbedarf des sehr kleinen Frühgeborenen

Hans T. Versmold, Otwin Linderkamp

Mit der Geburt wird der Fetus aus der Amnionflüssigkeit in das postnatale Leben in relativ trockener und kalter Luft befördert. Jetzt setzt der unsichtbare Wasserverlust ein. Ausgeschiedener Urin geht dem Kind verloren, Flüssigkeitsschwankungen werden nicht mehr über die Plazenta ausgeglichen. Dies trifft kleine Frühgeborene mehr als reife Neugeborene, da sie der neuen Umwelt völlig unvorbereitet ausgeliefert werden: Ihre Oberfläche ist relativ groß, die Haut dünn, so daß die Flüssigkeitsverluste hoch und im Einzelfall schwer abzuschätzen sind. Frühgeborene können noch schlechter als reife Neugeborene ein Überangebot oder ein mangelhaftes Angebot an Flüssigkeit kompensieren. Störungen der Flüssigkeits-Homöostase gehören daher zu den wesentlichen Problemen in der Betreuung kleiner Frühgeborener. Die klinische Betreuung dieser Störungen liegt darin, daß sie zu gefährlichen Komplikationen (intracranielle Blutung, Herzversagen, persistierender Ductus arteriosus, Schock, Nierenversagen, bronchopulmonale Dysplasie) führen oder beitragen können. Die Kenntnis der Faktoren, welche die Wasserbilanz beeinflussen, ist daher für den Neonatologen, der kleine Frühgeborene betreut, außerordentlich wichtig.
Diese Übersicht beschreibt wesentliche Grundlagen der Pathophysiologie des Wasserhaushalts Frühgeborener, ihre praktische Bedeutung und

Konsequenzen für die Behandlung unter Betonung der speziellen Problematik sehr kleiner Frühgeborener (‹ 1500 g). Wir konnten uns zum Teil auf andere, allerdings weniger spezielle, Übersichten stützen.[3, 4, 25, 29, 30, 37, 43]

1. Volumen und Zusammensetzung der Flüssigkeitsräume im Körper

Die Verteilung des Körperwassers auf die Flüssigkeitsräume ändert sich von der 24. zur 40. Gestationswoche in gleichem Maße wie beim reifen Neugeborenen von der Geburt bis ins Erwachsenenalter, Gesamtkörperwasser und Extrazellulärraum sinken mit zunehmendem Gestationsalter ab, während der Anteil der Intrazellulärflüssigkeit zunimmt.[13]
Die drei Flüssigkeitsräume — Intravasalraum, Extravasalraum und Intrazellulärraum sind durch das Gefäßendothel bzw. die Zellmembran getrennt. Die Zellmembran trennt den Extrazellulärraum (Intravasalraum + Extravasalraum) vom Intrazellulärraum, ist aber frei permeabel für Wasser, während die Elektrolytzusammensetzung durch Ionenpumpen geregelt wird. Die Osmolarität ist jedoch in allen Räumen identisch, da temporäre Unterschiede sofort durch Verschiebung von Wasser in den Raum mit erhöhter Osmolarität ausgeglichen werden, d. h., Erhöhung der Osmolarität im Extrazellulärraum führt zu Schrumpfung, Verminderung der Osmolarität im Extrazellulärraum zu Schwellung der Zellen. Dies ist von erheblicher praktischer Bedeutung: Rasche Erhöhung der Serumosmolarität (z. B. durch Gabe von Bicarbonat) führt zu Schrumpfung von Endothelzellen. Die Gefäße werden vermehrt durchlässig, und die Kapillaren können einreißen. Geschieht dies im Gehirn, so droht insbesondere kleinen Frühgeborenen die intracranielle Blutung.[9] Die Zunahme der Kapillarpermeabilität erlaubt albumingebundenen Bilirubin den Übertritt ins Hirngewebe, so daß schon bei mäßiger Hyperbilirubinämie ein Kernikterus entstehen kann.[40] Schwellung von Zellen erfolgt bei Behandlung einer hypertonen Dehydratation mit hypotonen Lösungen. Hierdurch kann sich ein Hirnödem entwickeln.[41]
Intravasal- und Extravasalraum sind durch das Gefäßendothel getrennt.

54

Die Elektrolytzusammensetzung und -konzentration ist in beiden Räumen identisch, da Kapillarporen freien Austausch von Wasser und Elektrolyten erlauben. Für Proteine stellt das Endothel jedoch eine relative Barriere dar. Der Wasseraustausch wird über den kolloidosmotischen Druck (abhängig von der Zahl der Proteinmoleküle pro Volumeneinheit) und den hydrostatischen Druck in den Kapillaren geregelt. Abnahme des kolloidosmotischen Drucks und Zunahme des hydrostatischen Drucks in den Kapillaren führen zu vermehrter Flüssigkeitsfiltration vom Intra- in den Extravasalraum. Hierdurch entstehen Ödeme. Da sowohl der kolloidosmotische als der hydrostatische Druck umso geringer sind, je unreifer das Neugeborene ist, dürfte die Flüssigkeitsfiltration unter stabilen Bedingungen bei Frühgeborenen und reifen Neugeborenen ähnlich sein.[42] Allerdings ist das Gleichgewicht bei kleinen Frühgeborenen sehr labil, so daß kleine Änderungen des kolloidosmotischen oder des hydrostatischen Drucks genügen, um Ödeme zu verursachen. Hinzu kommt, daß die Kapillarporen bei Neugeborenen relativ weit sind und die Filtration von Albumin ermöglichen: Beim gesunden Neugeborenen beträgt der stündliche Albumintransfer vom Intra- in den Extravasalraum etwa 20 %, beim Erwachsenen 5 %.[23] Bei kranken (insbesondere azidotischen) Frühgeborenen kann der Albuminverlust bis zu 50 %/h betragen. Ein Teil des Albumins verbleibt im Extravasalraum, bindet Wasser und fördert so die Entstehung schwer ausschwemmbarer Ödeme (Sklerödem!).

2. Postnataler Gewichtsverlust

Ob der postnatale Gewichtsverlust bei reifen Neugeborenen physiologisch ist oder nicht, ist kontrovers. Tatsache aber ist, daß kleine Frühgeborene eine bessere Prognose haben, wenn sie an Gewicht verlieren.[3, 4] Je unreifer das Frühgeborene ist, umso ausgeprägter und längerwährend sollte der Gewichtsverlust sein (Abb. 1). Während der ersten Tage kann die Gewichtsabnahme mit Wasserverlust gleichgesetzt werden. Die Gewichtsminderung erfolgt insbesondere in den ersten drei Tagen nach der Geburt und sollte bei Frühgeborenen unter 1 500 g in dieser Zeit

Abb. 1: Anzustrebender postnataler Gewichtsverlauf.[37] Bei Kindern unter 1000 g tolerieren wir nur 10 % Gewichtsverlust.

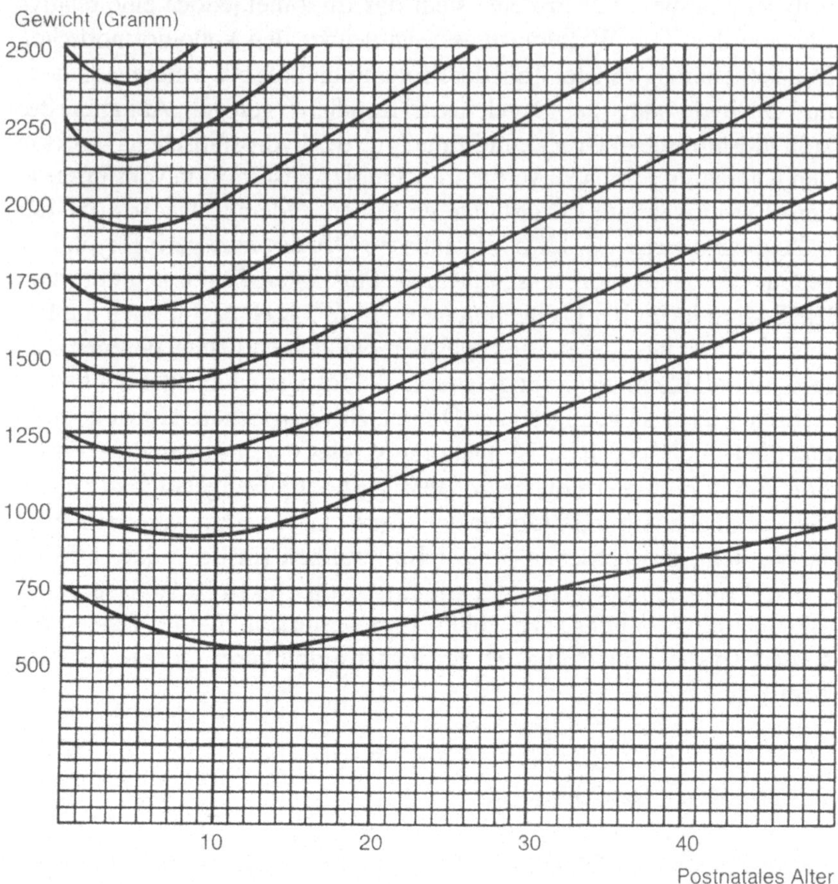

etwa 5 bis 7 % des Körpergewichts betragen. Nach der in Abb. 1 angegebenen Zeit soll echtes Wachstum einsetzen und das Körpergewicht zunehmen.

Nach den Daten von Lorenz et al.[28] haben Frühgeborene mit einem Gewicht unter 1 500 g die gleiche Prognose bei einer Gewichtsabnahme

56

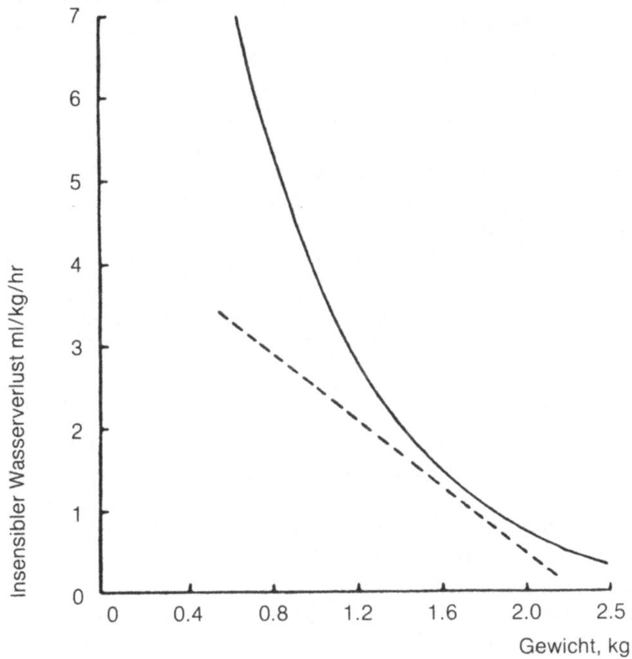

um 8—10 % (1—2 %/d) oder um 13—15 % (3—5 %/d) während der
ersten fünf Tage.

3. Unsichtbarer Wasserverlust

Der unsichtbare Wasserverlust über die Haut ist bei kleinen Frühgeborenen erheblich, da die Oberfläche relativ zum Gewicht groß, die Haut
dünn und sehr gut durchblutet ist. Weiter gesteigert wird die Wasserabgabe durch die Haut bei Pflege unter Wärmestrahlern und Phototherapie.
(Abb. 2)
 Verminderung des Wasser- (und Wärme-) Verlustes erfolgt durch Pflege

Tabelle 1: Physikalische Faktoren, die den unsichtbaren Wasserverlust
bestimmen (nach Wu 1985)

---

1.   Wasserverlust durch die Haut
1.1   Effektive Oberfläche für die Wasserabgabe
1.2   Geschwindigkeit der Luftbewegung über der Haut
1.3   Flüssigkeitsdruck auf der Haut und in der Luft

2.   Wasserverlust über den Respirationstrakt
2.1   Flüssigkeitsgehalt der ein- und ausgeatmeten Luft
2.2   Atemminutenvolumen

Tabelle 2: Ursachen für erhöhten und verminderten
Wasserverlust [3, 11, 18, 31, 34, 43]

---

1.   Erhöhter Verlust
1.1   Behandlung unter Strahler („radiant warmer"): +50 — +100 %
      (Zunahme mit Luftbewegung, Umgebungstemperatur, Unreife)
1.2   Phototherapie: +15 — +30 % (Luftbewegung zwischen Lampe und Inku-
      batordach reduziert Verlust auf +5 — +10 %)
1.3   Erhöhte Körpertemperatur: +30 %/C
1.4   Aktivität, Nahrungszufuhr: +20 — +30 %
1.5   Erhöhte Atemfrequenz: +25 % (nimmt mit Reife und Frequenz zu)
1.6   Erhöhte Umgebungstemperatur
1.7   Verminderte Luftfeuchtigkeit (unter 50 %): +20 — +200 %

2.   Verminderter Verlust
2.1   Intubation und Beatmung: —30 %
2.2   Verminderte Aktivität (Relaxierung): —20 % — —30 %
2.3   Hohe Luftfeuchtigkeit im Inkubator (> 80 %): — 30 %
2.4   Verminderter Wärme- und Wasserverlust durch Plastikfolie, Wärmeschild,
      doppelwandigen Inkubator, befeuchtete Plastik-Box) —30 — —50 %
2.5   Unterernährung

---

des kleinen Frühgeborenen in einem Inkubator und Anfeuchtung der
Umgebungsluft (über 60 %). Sehr kleine Frühgeborene (< 1250 g) soll-
ten in doppelwandigen Inkubatoren oder unter einer Plastikfolie liegen.
Bewährt hat sich auch die Lagerung auf einer thermoregulierten wasser-

gefüllten Matratze. Offene Pflege unter Wärmestrahlern ist für sehr kleine Frühgeborene abzulehnen.

Der unsichtbare Wasserverlust über den Respirationstrakt beträgt etwa 25 ml/kg/d.[34] Dieser Anteil wird durch Beatmung mit angefeuchteten Gasen eliminiert.

4. Renaler und gastrointestinaler Flüssigkeitsverlust

Intrauterin scheidet der Fetus pro kg und Stunde etwa 10 ml dünnen Urin aus.[8] Nach der Geburt sinkt die Diurese erheblich ab: Frühgeborene mit einem Gewicht von weniger als 1750 g scheiden in den ersten zwölf Stunden etwa 1,5 ml/kg/h, von der 13. bis zur 36. Stunde etwa 2 ml/kg/h und anschließend etwa 3 ml/kg/h aus.[12] Diese Volumina können im Einzelfall erheblich variieren und müssen deshalb möglichst exakt bestimmt werden. Hierzu wird der Urin in vorher gewogenen Urinbeuteln oder Windeln aufgefangen und möglichst rasch nach der Urinabgabe gewogen, um Flüssigkeitsverdampfung zu vermeiden. Das spezifische Gewicht des Urins sollte ebenfalls mehrmals täglich bestimmt werden. Für die refraktometrische Methode sind nur wenige Tropfen Urin erforderlich. Die Zunahme der Urinmenge geht mit dem Anstieg der Urinosmolarität von etwa 160 mosm/l am ersten Tag auf 250 mosm/l am dritten Tag einher.[12] Jetzt gehen erhebliche Mengen an Natrium verloren und müssen ersetzt werden (ca. 2—8 mmol Na^+ pro kg und Tag). Die Fähigkeit der Nieren kleiner Frühgeborener, den Urin zu konzentrieren und zu verdünnen, ist in den ersten Tagen gering. Die Osmolarität kann etwa zwischen 100 und 400 mosm/l betragen,[28] d. h., das kleine Frühgeborene kann ein überhöhtes oder ein zu geringes Flüssigkeits- oder Salzangebot nur schlecht renal kompensieren.[2, 17]

Flüssigkeitsverluste mit dem Stuhl sind relativ gering (unter 10 % der Gesamtverluste), sollten aber erfaßt werden (Wiegen der Windeln). Unter Phototherapie nimmt auch das Stuhlvolumen zu. Erhebliche Bedeutung können gastrointestinale Verluste erlangen: Abgesaugter Mageninhalt, meßbare und unsichtbare Verluste bei Ileus, nekrotisierender Enterokolitis und Diarrhoe sind zu berücksichtigen.

Tabelle 3: Faktoren der Wasserbilanz

Einfuhr	Ausfuhr
1. Parenterale Flüssigkeiten	1. Unsichtbarer Flüssigkeitsverlust (Haut, Respiration)
2. Medikamente — i.v. Medikamente (Reanimation) — $NaHCO_3$ — Flüssigkeit zum Nachspülen	2. Urin 3. Stuhl
3. Blutprodukte — Blut, Erythrozytenkonzentrat — Plasma, Serum, Albumin	4. Weitere gastrointestinale Verluste — Absaugen von Mageninhalt, Erbrechen — Rücklauf bei Ileus — Durchfälle
4. „Spülen" von Kathetern nach Blutentnahme: „Freispülen" 5. Orale Flüssigkeit 6. Einläufe	— Flüssigkeit im Darm („third space" bei Ileus, nekrotisierender Enterokolitis, beginnender Diarrhoe)
7. Spülen des Tubus 8. Verborgene Wasseraufnahme (12 ml/100 Cal)	5. Blutverluste — Blutentnahme — Blutverluste
9. Fehler des Personals, Versagen von Infusionspumpen	6. Schweiß (fehlt bei kleinen Frühgeborenen) 7. Thoraxdrainagen u.a. Drainagen; Fisteln

5. Flüssigkeitsbilanz

Exakte Flüssigkeitsbilanzen sind außerordentlich wichtig bei der Behandlung kleiner Frühgeborener. Hierzu gehört die Erfassung der gesamten Einfuhr (einschließlich Medikamenten!) und Ausfuhr. Die „verborgene" Wasseraufnahme von 12 ml/100 Cal entsteht durch Verbrennung von Nährstoffen mit 100 Cal.
Tabelle 5 faßt wichtige klinische Zeichen und Laborparameter zusammen, die nützlich zur Erfassung der Flüssigkeitsbilanz sind und deshalb häufig untersucht werden sollten.

Tabelle 4: Bedeutung klinischer Zeichen und Laborparameter für die Beurteilung des Wasserhaushalts

1. Körpergewicht	Während der ersten Tage: Zunahme: Einlagerung von Wasser Abnahme: Wasserverlust (Dehydratation)
2. venöser und arterieller Hämatokrit	Zunahme: Wasserverlust aus Extrazellulärraum Abnahme: Blutverlust o. Hämolyse o. Hämodilution
3. Plasmaproteine	Zunahme: Wasserverlust aus dem Extrazellulärraum Abnahme: hoher transkapillärer Schwund u. Hämodilution Abnahme = Verminderung des kolloidosmotischen Drucks (= Ödemneigung)
4. Serum-Natrium Serum-Osmolarität	Zunahme: zu hohe Natriumzufuhr o. Wasserverlust (Dehydratation) Abnahme: mangelhafte Natriumzufuhr o. Überwässerung (Syndrom der inadäquaten ADH-Sekretion = SIADH)
5. Urinausscheidung	Abnahme ($<$ 1 ml/kg/h): prärenal (zu wenig Flüssigkeit, Hypotension) o. renal (akute Tubulusnekrose, Aminoglykoside etc.) o. SIADH
6. Urinosmolarität spezifisches Gewicht Urin-Natrium	Zunahme: zu wenig Flüssigkeit o. SIADH o. Glucosurie, Proteinurie (spez. Gewicht) Abnahme: Unreife o. renale Polyurie o. zu viel Flüssigkeit
7. Harnstoff, Kreatinin	Zunahme: prärenales o. renales o. postrenales Nierenversagen
8. Zentraler Venendruck	Zunahme ($>$ 8 cmH$_2$O): Hypervolämie, Herzversagen, Over-PEEP, Pneumothorax Abnahme ($<$ 4 cmH$_2$O): Hypovolämie
9. Arterieller Blutdruck	Zunahme: Hypervolämie, Vasokonstriktion, Hypoxämie Abnahme: Hypovolämie, Vasodilation, Herzinsuffizienz
10. Haut	Ödeme: Überwässerung o. Albumintransfer ins Interstitium (Sklerödem) Dehydratation: Wassermangel

Tabelle 5: Wasserabgabe des Neugeborenen (ml/kg/Tag)*

	<1000 g	1000—1500 g	1500—2000 g	>2000 g
unsichtbar (über Haut und Lungen bei etwa 60 % Luftfeuchtigkeit	80	50	30	25
Phototherapie (+15 — +30)	30	20	10	10
Aktivität (+30 %)	25	15	5	5
Radiant Warmer (+50 %)	50	30	10	10
geringe Luftfeuchtigkeit (+20 — +200 %)				
Zunahme der Körpertemperatur um 1^0 C (+ 30 %)	25	15	5	5
hohe Luftfeuchtigkeit (−30 %)	−20	−15	−5	−5
Wärmeschutz (Folie, „Heat shield") (−40 %)	−30	−20	−10	−10
Beatmung mit angefeuchteter Luft (−30 — 50 %)	−25	−15	−15	−15
Stuhl	7	7	7	7
Urin (nimmt mit dem Alter, der Protein- und Elektrolytzufuhr und bei geringer Konzentrierungsfähigkeit zu)	5—150	5—150	5—150	5—150
Beispiel:				
1. Tag, beatmet, Urin 35 ml/kg	65	65	55	50
1. Tag, nicht beatmet, Urin 35 ml/kg	90	80	70	65

* Aus Linderkamp, Riegel[25]

6. Zufuhr von Energie und Medikamenten erfordert Flüssigkeit

Die Mehrzahl sehr kleiner Frühgeborener mit einem Gewicht von weniger als 1500 g benötigt parenterale Ernährung. Um ein ausreichendes Wachstum zu erreichen, müssen über 100 Cal/kg/d zugeführt werden. Für 100 Cal sind — für die Ausscheidung der anfallenden Metabolite und Salze — etwa 90 ml Urin mit einer Osmolarität von 220 mosm/l erforderlich.[29] Insgesamt sind etwa 150 ml Wasser für die Zufuhr von 120 Cal zu infundieren. Weitere 12 ml entstehen durch Metabolisierung von 100 Cal. Diese Volumenbelastung kann sehr kleinen Frühgeborenen in der

Tabelle 6: Gründe für geringe Flüssigkeitszufuhr an sehr kleine Frühgeborene

---

1. Einschränkung des unsichtbaren Wasserverlustes durch
   — Beatmung mit angefeuchteten und erwärmten Gasen
   — Pflege in doppelwandigen Inkubatoren, unter Plastikfolie, Wärmeschild
     oder Plastik-Box; Lagerung auf warmer, wassergefüllter Matratze; hohe
     Luftfeuchtigkeit im Inkubator
   — Relaxierung, Sedierung (geringe Aktivität)
   — Unterernährung in den ersten Tagen
2. Urinausscheidung nach Asphyxie oft vermindert
3. Gefährliche Folgen von Überwässerung und Hypervolämie
   — intracranielle Blutung, Hirnödem
   — persistierender Ductus arteriosus, Herzinsuffizienz
   — vermehrtes Lungenwasser, Lungenödem verstärken Atemnotsyndrom und
     verzögern seine Heilung (bronchopulmonale Dysplasie)
   — Nierenversagen

Regel nicht vor dem siebten Tag zugemutet werden. Auch die Zufuhr von Medikamenten sowie Nachspülen von Kathetern ist mit Volumeneinfuhr verbunden, die unbedingt zu berücksichtigen ist, d. h. die Kalorienzufuhr einschränkt!

7. Flüssigkeitsbedarf sehr kleiner Frühgeborener

Der beste Weg zur Berechnung des Flüssigkeitsbedarfs liegt in der kontinuierlichen Erfassung der Verluste und der genauen Berechnung des erforderlichen Volumenersatzes (Tabelle 5).
Einfacher für die tägliche Praxis ist aber die Vorgabe fester Flüssigkeitsvolumina, die dann ständig an die tatsächlichen Bedürfnisse angepaßt werden. Dies ist unser Vorgehen (Tabelle 7). Allgemein wird die Zufuhr relativ geringer Flüssigkeitsmengen an sehr kleine Frühgeborene angestrebt (Abb. 3),[u.a. 15, 18, 43] obgleich der unsichtbare Wasserverlust unter standardisierten Bedingungen größer ist als bei reifen Neugeborenen (Abb. 2). Die Gründe (Tabelle 6) liegen zum einen darin, daß diese Kin-

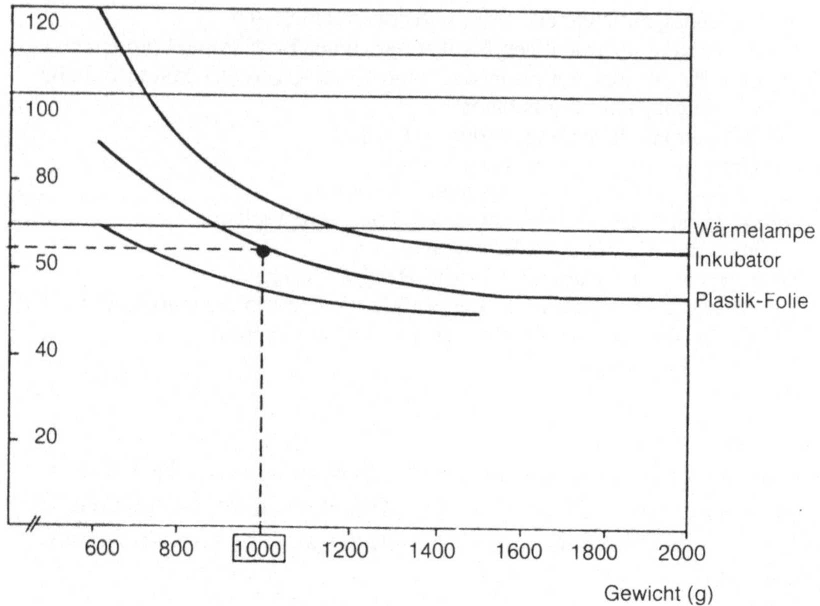

Abb. 3: Empfehlungen von Baumgart[3] zur parenteralen Flüssigkeits-
therapie am ersten Lebenstag (NaCl-Zugabe nach 1. Tag)

Tabelle 7: Flüssigkeitszufuhr (Frühgeborene < 1500 g)*

1. Tag	60 ml/kg/d**
2. Tag	75 ml/kg/d
3. Tag	90 ml/kg/d
4. Tag	110 ml/kg/d
5. Tag	130 ml/kg/d
ab 6. Tag	150 ml/kg/d

* Bedingungen: Inkubator, Feuchtigkeit > 60 %, Plastikfolie, Beatmung, keine
Phototherapie, keine Nahrungszufuhr, wenig Aktivität.
** Erhöhung um 25 % (ca. 20 ml/kg/d), wenn Phototherapie, nicht beatmet
oder keine Plastikfolie.

64

Angestrebt werden:
— Gewichtsabnahme um 2—5 %/d während der ersten 2 Tage und um 8—15 %
  insgesamt (s. Abb.1);
— Urinausscheidung >0,5 ml/kg/h am 1. Tag, dann >2 ml/kg/d;
— spezifisches Gewicht des Urins 1,003 — 1,010 ml/g.

Kontrollen:
— Flüssigkeitsbilanz mindestens 8-stündich
— Körpergewicht 12—24-stündlich
— spezifisches Gewicht + Glucostix des Urins
Die folgenden Entscheidungen sind mindestens alle 8 Stunden neu festzusetzen:

Zufuhr steigern:
Diurese ersetzen:
— wenn Urinmenge > Einfuhr
zusätzlich: 20 ml/kg/d oder mehr:
— wenn Urinmenge <0,5 ml/kg/h während 8 Stunden und keine Überwässerung
— wenn spezif. Gewicht des Urins >1,010 in 3 Proben; cave SIADH (s.u.)
— wenn Gewichtsabnahme >5 %/d in ersten 2 Tagen bzw. >13 % insgesamt
Infusion 150 ml/kg/d und mehr:
— bei manifester Dehydratation (Tabelle 9)

Zufuhr reduzieren (und/oder Furosemid geben):
auf 60 ml/kg/d:
— wenn Gewichtsverlust <1—2 %/d während der ersten 5 Tage;
— wenn spezifisches Gewicht des Urins <1,003 in 3 folgenden Proben
auf 30 ml/kg/d + Diurese:
— wenn Gewichtszunahme während der ersten 3 Tage
— wenn Hyponatriämie, spezif. Gewicht hoch, kein Gewichtsverlust (SIADH)
— wenn Gewichtszunahme während der ersten 3 Tage
— wenn Herzinsuffizienz (Ductus!)
— wenn Niereninsuffizienz (ohne Hypovolämie)
auf 30—40 ml/kg/d:
— wenn Ödeme und Gewichtsanstieg während der ersten 5 Tage

---

der in der Regel mit befeuchteten Gasen beatmet werden und alles unter-
nommen wird, um den Wärme- und damit den Wasserverlust über die
Haut einzuschränken (doppelwandiger Inkubator, Plastikfolie oder
befeuchtete Box; Tabelle 2). Noch wichtiger ist die Neigung kleiner Frühgeborener, bei Überwässerung, insbesondere in der ersten Woche,

Abb. 4: Folgen einer Flüssigkeitsüberladung bei Frühgeborenen.[3]

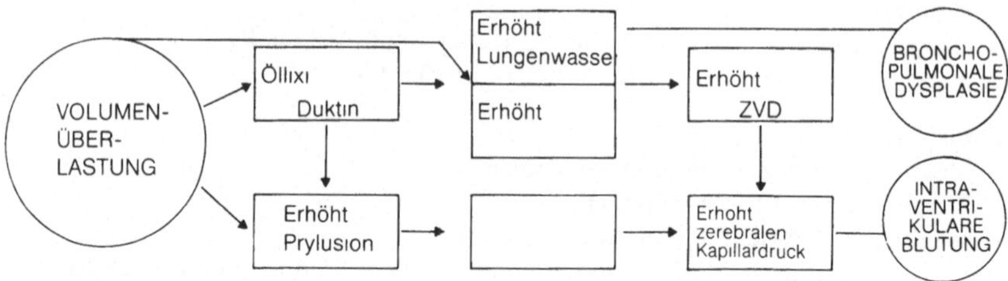

bedrohliche Komplikationen zu entwickeln (Abb. 4): Erhöhte Volumenzufuhr geht mit vermehrtem Vorkommen intracranieller Blutungen[36] und
persistierendem Ductus arteriosus[4] einher. Kleine Frühgeborene neigen
zur Entwicklung von Lungenödem, das ein bestehendes Atemnotsyndrom verschlimmern oder einen Surfactant-Mangel auslösen kann.[1, 32]
Überwässerung fördert die Entwicklung einer bronchopulmonalen Dysplasie.[3, 4] Ödeme des Nierenparenchyms können zu Oligurie oder Anurie
führen. Ödeme der Darmwände hemmen die Resorption und Motilität
und können eine nekrotisierende Enterokolitis verursachen.[4]

8. Überwässerung und Dehydratation

Die Berechnung des Flüssigkeitsbedarfs kleiner Frühgeborener basiert
zum wesentlichen Teil auf Schätzungen (unsichtbarer Wasserverlust) und
nachträglichen Korrekturen (Urin). Mäßige Entgleisungen der Bilanz in
Richtung zu viel und zu wenig Flüssigkeit sind daher kaum zu vermeiden,
müssen aber rasch erkannt und ausgeglichen werden.
Tabelle 8 und 9 fassen die wichtigsten Ursachen, Zeichen, Folgen und
Behandlungsmaßnahmen bei Überwässerung und Dehydratation zusammen. Überwässerung ist für das kleine Frühgeborene im allgemeinen
kritischer als Dehydratation (solange kein Schock eintritt), da die Entwässerung schwieriger gelingt als der Ausgleich eines Defizits.
Überwässerung geschieht oftmals während Reanimation oder durch
unachtsames Spülen von Infusionsleitungen. Kleine, unreife Frühgebo-

Abb. 4: Folgen einer Flüssigkeitsüberladung bei Frühgeborenen.[3]

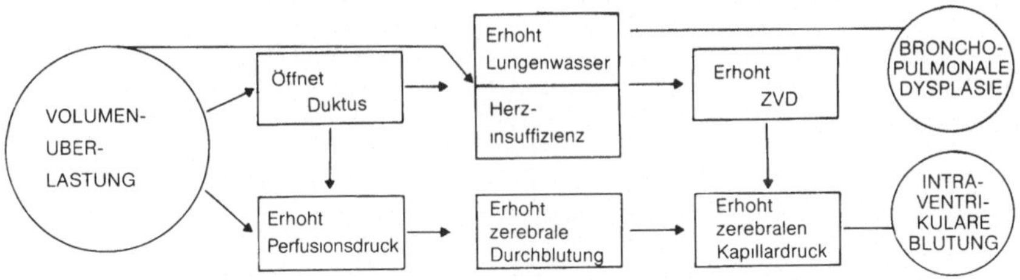

bedrohliche Komplikationen zu entwickeln (Abb. 4): Erhöhte Volumenzufuhr geht mit vermehrtem Vorkommen intracranieller Blutungen[36] und persistierendem Ductus arteriosus[4] einher. Kleine Frühgeborene neigen zur Entwicklung von Lungenödem, das ein bestehendes Atemnotsyndrom verschlimmern oder einen Surfactant-Mangel auslösen kann.[1, 32] Überwässerung fördert die Entwicklung einer bronchopulmonalen Dysplasie.[3, 4] Ödeme des Nierenparenchyms können zu Oligurie oder Anurie führen. Ödeme der Darmwände hemmen die Resorption und Motilität und können eine nekrotisierende Enterokolitis verursachen.[4]

8. Überwässerung und Dehydratation

Die Berechnung des Flüssigkeitsbedarfs kleiner Frühgeborener basiert zum wesentlichen Teil auf Schätzungen (unsichtbarer Wasserverlust) und nachträglichen Korrekturen (Urin). Mäßige Entgleisungen der Bilanz in Richtung zu viel und zu wenig Flüssigkeit sind daher kaum zu vermeiden, müssen aber rasch erkannt und ausgeglichen werden.
Tabelle 8 und 9 fassen die wichtigsten Ursachen, Zeichen, Folgen und Behandlungsmaßnahmen bei Überwässerung und Dehydratation zusammen. Überwässerung ist für das kleine Frühgeborene im allgemeinen kritischer als Dehydratation (solange kein Schock eintritt), da die Entwässerung schwieriger gelingt als der Ausgleich eines Defizits.
Überwässerung geschieht oftmals während Reanimation oder durch unachtsames Spülen von Infusionsleitungen. Kleine, unreife Frühgebo-

Tabelle 8: Überwässerung

1. Ursachen
1.1 Flüssigkeitsüberladung (s. Tabelle 4: Einfuhr)
    — zuviel Infusion
    — Nicht-Berücksichtigung zusätzlicher Einfuhr (Katheterspülung etc.)
1.2 Flüssigkeitsretention
    — Nierenversagen
    — Syndrom der inadäquat-gesteigerten ADH-Sekretion (Asphyxie, Hirnö-
      dem, intracranielle Blutung)
    — Herzversagen (persistierender Ductus arteriosus)
    — Anstieg des zentralen Venendrucks (CPAP, Beatmung, Over-PEEP)
    — Sepsis
    — Extravasation von Albumin + Wasser (Azidose, Hypoxämie, Sepsis), kann
      zu Sklerödem führen
    — Extravasation von Flüssigkeit (Hypalbuminämie)
2. Klinische Zeichen und Laborparameter (vgl. Tabelle 5)
2.1 Abnorme Gewichtszunahme
2.2 Ödeme der Haut (prätibial, präsakral, Lider, Gesicht, Hinterkopf)
2.3 Abnahme von Hämatokrit, Gesamteiweiß, Serum-Natrium und -Osmolarität
2.4 Urin
    — Zunahme der Urinmenge (bei kleinen Frühgeborenen unsicheres Zeichen)
    — Abnahme der Urin-Osmolarität u. d. spezifischen Gewichts
2.5 — Zunahme des zentralen Venendrucks
    — Anstieg des Blutdrucks (nicht bei Herzinsuffizienz, Sepsis, Azidose, Hypo-
      xämie!)
3. Folgen
3.1 Ödeme
    — Lunge (respiratorische Insuffizienz, sekundärer Surfactant-Mangel)
    — Gehirn (bes. wenn Asphyxie vorausgegangen)
    — Nieren (führt zu oder verschlimmert Nierenversagen!)
    — Darm (nekrotisierende Enterokolitis)
    — Leber (Konjugation von Medikamenten und Bilirubin gestört)
3.2 Sklerödem (extravasales Albumin bindet Wasser, schwer ausschwemmbar!)
3.3 Blutungen (Überdehnung und Einriß von Kapillaren)
    — Intracranielle Blutung (bes. bei zusätzlicher Hypoxämie)
    — Lungenblutung
3.4 Myokardinsuffizienz
3.5 Elektrolytentgleisungen (Hyponatriämie, Hypokaliämie)
4. Therapie
4.1 Ödeme infolge iatrogener Flüssigkeitsüberladung
    — Flüssigkeitsrestriktion (40 ml/kg/d)

– Furosemid (1–2 mg/kg Einzeldosis, ggf. wiederholen bzw. steigern bis 4 mg/kg)

4.2 Herzinsuffizienz (persistierender Ductus arteriosus)
 – Flüssigkeitsrestriktion (30 ml/kg/d + Diurese)
 – Furosemid (z.B. 3 x 1 mg/kg/d)
 – Oligurie: Dopamin 3 µg/kg/min
 – Hypotension: Dobutamin 7–10 µg/kg/min

4.3 Extravasation von Flüssigkeit + Albumin (Sklerödem) bzw. von Flüssigkeit bei Hypoalbuminämie
 – bei V. a. Hypovolämie: Serum o. Plasma (ggf. Blut) 10–20 ml/kg
 – bei Normo- o. Hypervolämie: Flüssigkeitsrestriktion (40 ml/kg/d + Diurese) + Furosemid 1–2–3 mg/kg Einzeldosis (ggf. bis 5 mg/kg
 – bei Sepsis: Blutaustausch erwägen

4.4 Lungenödem
 – Flüssigkeitsrestriktion (20–30 ml/kg/d)
 – Furosemid (1–2–3 mg/kg mehrmals nach Wirkung)
 – CPAP (ca. 5 cmH$_2$O; kurzfristig bis 8 cmH$_2$O); Beatmung mit PEEP

4.5 Oligurie, Anurie, Niereninsuffizienz
 – akutes prärenales Nierenversagen ohne Herzinsuffizienz:
 –– Volumenexpansion mit 10 ml/kg in 1–2 Stunden: 10 % Glukose o. Serum (Hypotension) o. Blut (Anämie)
 –– bei Erfolg: ggf. wiederholen; kein Erfolg: wie renales Versagen
 – renales Nierenversagen (primär o. akute Tubulusnekrose):
 –– Flüssigkeitsrestriktion (30 ml/kg/d + Diurese)
 –– Furosemid: Beginn mit 1 mg/kg; bei Mißerfolg halbstündlich steigern auf 2–3–4–5 mg/kg; anschließend 5 mg/kg/h infundieren
 –– Dopamin 3 µg/kg/min
 –– bei Herzinsuffizienz: Dobutamin 7–10 µg/kg/min
 – massive Ödeme (>20 % Gewichtszunahme) + Anurie: Dialyse

4.6 Syndrom der inadäquaten ADH-Sekretion
 – Flüssigkeitsrestriktion (30 ml/kg/d + Diurese)
 – Furosemid bei Überwässerung
 – Natrium-Substitution

---

rene neigen außerordentlich zu Flüssigkeitsretention infolge Nierenversagen, Sepsis, Persistenz des Ductus arteriosus, CPAP oder Beatmung. Mangelhafte Ausscheidung verführt nicht selten zu weiterer Flüssigkeitszufuhr, die ebenfalls nicht ausgeschieden werden kann und die Nieren zusätzlich schädigt. Sorgfältige klinische Untersuchung, Kontrolle der

Tabelle 9: Dehydration

---

1. Ursachen (vgl. Tabelle 4: Ausfuhr)
1.1 Mangelhafte Flüssigkeitszufuhr
 — zu niedrig angesetzt
 — paravasale Infusion
1.2 Hoher unsichtbarer Wasserverlust (Phototherapie, Strahler)
1.3 Unerwartete Zunahme der Diurese
 — kleine Frühgeborene am 2.—5. Tag
 — Polyurie nach Nierenversagen
 — Diuretika-Effekt
 — osmotische Diurese infolge Hyperglykämie, Glukosurie
1.4 Durchfälle, Erbrechen, Aspiration von Mageninhalt etc.
2. Klinische Zeichen und Laborparameter
2.1 Abnorme Gewichtsabnahme
2.2 Verminderter Hautturgor (Bauchhaut!), trockene Schleimhäute
2.3 Eingesunkene Fontanelle, tiefliegende Augen
2.4 Urin
 — Oligurie, Anurie
 — Anstieg von Osmolarität u. d. spezifischen Gewichts
2.5 — Abnahme des zentralen Blutdrucks (bei hohem CPAP o. Beatmung unsicheres
   Zeichen)
 — Abnahme des arteriellen Blutdrucks
2.6 Zunahme von Hämatokrit, Plasmaproteinen, Serum-Harnstoff, -Kreatinin
2.7 Serum-Natrium u. -Osmolarität
 — Zunahme bei hypertoner Dehydratation (Wasserverlust $>$ Elektrolytverlust)
 — normal bei isotoner Dehydratation (Wasserverlust $=$ Elektrolytverlust)
 — Abnahme bei hypotoner Dehydratation (Wasserverlust $<$ Elektrolytverlust)
3. Folgen
3.1 Abnahme des Plasmavolumens (hypovolämische Hämokonzentration)
 — Hypotension, Schock
 — prärenales Nierenversagen
 — nekrotisierende Enterokolitis (mangelhafte Darmdurchblutung)
 — Azidose, Hypoxie
3.2 Sekundärer Surfactant-Mangel (Hypotension + Azidose + Hypoxämie)
3.3 Ikterus
3.4 Elektrolytentgleisungen
3.5 Intracranielle Blutung (insbes. bei gleichzeitiger Hypoxämie u. rascher Auffüllung
   des Kreislaufs)
3.6 Neigung zu Hirnödem (bei Infusion hypotoner Lösungen)
4. Therapie
4.1 Schockphase (ca. 20 ml/kg in 2 Stunden)

– keine Azidose: Serum o. Plasma (Hämatokrit $<$ 40 Blut)
– Azidose: salzarmes Albumin + Bicarbonat (300 mosm/l)

4.2 Weitere Flüssigkeitszufuhr (150—300 ml/kg/24 h)*
– hypertone Dehydratation: langsamer Defizitausgleich in 48 h: 10 ml/kg/h
    (0,45 % NaCl, 5 % Glukose) bis Diurese beginnt; dann verbliebenes Defizit +
    Erhaltung (0,18 % NaCl, 5 % Glukose) mit Diuresebeginn Kalium substituie-
    ren (5—10 mmol/kg/48 h)
– isotone und hypotone Dehydratation: zunächst isotone, später 0,45 % NaCl,
    5 % Glukose.
– mindestens 4-stdl. Serumelektrolyte, Hämatokrit, Blutzucker kontrollieren
– Hirnblutung droht bei zu rascher Auffüllung, Hirnödem bei raschem Absinken
    der Osmolarität im Extrazellulärraum unter die des Intrazellulärraums, so daß
    Wasser in die Zellen fließt und die Zellen anschwellen

---

* bei Azidose einen Teil des NaCl durch $NaHCO_3$ ersetzen.
Lösungen sollten 5 % Glukose erhalten; variieren nach Blutzucker!

Flüssigkeitsbilanz und wichtiger Laborparameter sowie rechtzeitige Flüssigkeitsrestriktion und Gabe von Diuretika sind hier indiziert.
Bei Überwässerung drohen dem kleinen Frühgeborenen, mehr als reifen
Neugeborenen, Hirnblutung und Hirnödem, Lungenödem und Ver-
schlimmerung eines Atemnotsyndroms, nekrotisierende Enterokolitis,
Herzinsuffizienz und Persistenz des Ductus arteriosus. Auch die Neigung
zu Sklerödem ist bei kleinen Frühgeborenen groß, da ihre Kapillaren
besonders durchlässig für Albumin sind. Das Sklerödem geht wegen der
Grunderkrankung (Sepsis, Asphyxie, Azidose) nicht selten mit einer
Hypotension einher. Da das Blutvolumen wegen des Albuminverlustes
tatsächlich niedrig sein kann, ist bei Hypotension und Oligurie ein Versuch der Volumenexpansion mit 10 ml/kg Serum, Plasma oder Blut indi-
ziert. Bei Erfolglosigkeit sollte die Flüssigkeitszufuhr eingeschränkt und
Furosemid verabreicht werden, es sei denn, es bestehen Hinweise auf
einen Volumenmangel.
Bei Lungenödem darf der CPAP bzw. Beatmungsdruck/PEEP nur so
lange wie unbedingt nötig und nur mäßig gesteigert werden, da das kleine
Frühgeborene besonders durch Over-PEEP mit extraalveolärer Luft,
Pneumothorax und weitere Flüssigkeitsretention bedroht ist.
Furosemid wirkt diuretisch durch Hemmung der Natrium-Rückresorp-

70

tion im proximalen Tubulus, Steigerung der Prostaglandin-Synthese und Steigerung des Glomerulumfiltrates (Zunahme der renalen Durchblutung durch kompetitive Hemmung von Angiotensin II). Außerdem vermindert Furosemid unabhängig von seiner diuretischen Wirkung den Wassergehalt von Geweben — einschließlich der Lungen.[5] Es ist daher allen anderen Diuretika überlegen. Die Steigerung der Prostaglandin-Synthese verursacht allerdings eine wichtige Nebenwirkung, die Offenhaltung oder Öffnung des Ductus arteriosus.[16] Dopamin führt zu Dilatation der Nierenarteriolen und erhöht so die renale Durchblutung und das Glomerulumfiltrat. Bei Überschreitung einer Dosis von 5 µg/kg/min kann es allerdings Konstriktion der Nierenarterien verursachen. Zusätzlich wirkt Dopamin positiv inotrop. Dobutamin erhöht die Nierendurchblutung überwiegend durch seine ausgeprägte positiv inotrope Wirkung — ist hier aber dem Dopamin überlegen, weil es höher dosiert werden kann. Nach unseren Erfahrungen besitzt Dobutamin eine deutlichere Wirkung als Dopamin in der Behandlung einer beginnenden prärenalen Niereninsuffizienz bei kleinen Frühgeborenen.

Bei Dehydration droht vor allem das Nierenversagen, im Extremfall der hypovolämische Schock. Erhebliche Gefahren gehen von der zu raschen Auffüllung des Kreislaufs aus: Bei Hypovolämie sind die cerebralen Arterien kompensatorisch erweitert. Rasche Infusion erhöht plötzlich den arteriellen Druck; der Druckanstieg überträgt sich wegen des geringen Druckgradienten bei Vasodilation auf die Kapillaren, die einreißen können, so daß eine intracranielle Blutung resultiert.[14] Vorsichtiger Volumen- und Elektrolytausgleich (Hirnödem!) sind deshalb bei kleinen Frühgeborenen essentiell.

9. Besonderheiten bei Erkrankungen

Verschiedene Anpassungsstörungen beeinflussen den Wasserhaushalt und/oder ändern den Wasserbedarf des Frühgeborenen.

Tabelle 10: Flüssigkeitsprobleme bei Erkrankungen

---

1. CPAP, Beatmung:
   - bei Hypotension, V.a. Hypovolämie: 10—20 ml/kg Serum bzw. Blut, möglichst niedriger CPAP bzw. PEEP
   - angefeuchtete Beatmungsgase reduzieren unsichtbaren Wasserverlust
   - hohe Drucke und häufige Tubusspülungen können zu alveolärer Wasserresorption führen
   - erhöhen den zentralen Venendruck; führen damit zu Ödemen, erhöhte Tendenz zu intracranieller Blutung: Flüssigkeit knapp halten
   - bei rascher Besserung des Atemnotsyndroms wirkt sich der intrathorakale Druck vermehrt auf die Alveolen und Gefäße aus: „Over-PEEP", extraalveoläre Luft, Pneumothorax, kleines Herz, Hypotension, Anstieg des zentralen Venendrucks, Ödeme
2. Asphyxie:
   - essentiell: Differentialdiagnose cardiogener Schock oder Hypovolämie (s. Text)
   - Hypovolämie: 10—20 ml/kg Serum bzw. Blut in 2—3 h
   - cardiogener Schock: Dopamin 3 µg/kg/min oder Dobutamin 7—10 µg/kg/min
   - prärenales Nierenversagen, akute Tubulusnekrose (Tabelle 8)
   - Polyurie nach akuter Tubulusnekrose: ausgleichen
   - inadäquat-gesteigerte ADH-Sekretion (Tabelle 8)
   - Hirnödem: Lasix (0,5—1mg/kg ggf. mehr), Flüssigkeitsrestriktion (nur Diurese ersetzen); Hyperventilation (pCO_2 <30 Torr); Dexamethason
   - Volumenüberladung während Reanimation (Tabelle 8)
   - In jedem Fall: *Flüssigkeitsüberladung vermeiden!*
3. Atemnotsyndrom (Surfactant-Mangel):
   - Eher geringe Volumenzufuhr (s. Text)
   - Polyurie ab 2. Tag: Ausgleich des Flüssigkeitsverlustes ohne zu überwässern!
4. Transistorische Tachypnoe (verzögerte Wasserelimination nach der Geburt, „nasse Lunge"):
   - ohne Beatmung: Erhöhte Wasserabgabe über Lungen beachten!
   - beatmet: wie Atemnotsyndrom (knappe Flüssigkeitszufuhr)
   - Lasix ca. 1 mg/kg, ggf. wiederholen
5. Persistierender Ductus arteriosus:
   - Flüssigkeitsrestriktion (ca. 60 % des Bedarfs)
   - bei Einlagerung und Herzinsuffizienz: Furosemid (kann Ductus offenhalten!)
   - Indomethacin bzw. Operation

— bei Anurie während Indomethacin: Flüssigkeitsrestriktion (30 ml/kg/d),
Dopamin 3 µg/kg/min, Furosemid (s. Tabelle 8)
— Indomethacin + Furosemid 1 mg/kg soll Effekt von Indomethacin auf Nie-
renfunktion aufheben, ohne den Effekt auf den Ductus zu vermindern[44]

6. Bronchopulmonale Dysplasie:
— meist von Lungenödem begleitet
— vorsichtige Flüssigkeitsrestriktion; Kalorienzufuhr erhalten!
— Furosemid (z. B. 3 x 0,5 mg/kg), Theophyllin zur Ausschwemmung von
Lungengewebswasser

7. Massive Lungenblutung
— beruht oft auf Hypervolämie
— Bluttransfusion zum Ausgleich der Blutverluste
— vorsichtige Flüssigkeitszufuhr

8. Nekrotisierende Enterokolitis:
— Überwässerung: Flüssigkeitsrestriktion (Dehydratation vermeiden!)
— Dehydratation, Polycythämie: Erhaltungsinfusion + Verluste (Überwässe-
rung vermeiden!). Bei HKT > 65 Hämodilution
— Antibiotika; ggf. Dopamin, Furosemid

9. Sepsis:
— Ödeme, Sklerödem: Flüssigkeitsrestriktion (<60 ml/kg/d); Austauschtransfusion
— Hypotension: Blut, Serum, Plasma (ca. 10—20 ml/kg in 2—3 h); Dopamin
(3 µg/kg/min; im Schock bis 10 µg/kg/min kurzfristig!); Dobutamin (7—
10 µg/kg/min)
— Antibiotika (Urinausscheidung beachten!)

9.1. Perinatale Asphyxie

Kleine Frühgeborene erleiden nicht selten eine ausgeprägte Asphyxie.
Kurzfristige subpartale Asphyxie führt zu Vasokonstriktion-Anstieg des
arteriellen Blutdrucks und Blutverlust in die Plazenta. Einige Minuten
während intrauterine Asphyxie führt dagegen zu Vasodilatation im
Feten, Absinken des Blutdrucks und Verschiebung von Blut aus der Plazenta in den Feten.[22, 27] Azidose und Hypervolämie steigern den transka-
pillären Albuminschwund; das Blutvolumen nimmt ab. In den Extravasalraum übergetretenes Albumin bindet Wasser, so daß Ödeme entstehen.[42]
Die häufig beobachtete postasphyktische Hypotension beruht entweder
auf einer Hypovolämie (erkennbar am Hämatokritabfall) oder Vasodila-

tation und Myokardinsuffizienz.[7, 27] Das Blutvolumen kann dabei erhöht sein (kein Hämatokritabfall) und ein „Volumenausgleich" die Kreislaufsituation weiter verschlechtern. Empfohlen wird die Gabe von Dopamin (ca. 3 µg/kg/min) oder Dobutamin (7—10 µg/kg/min).[10]

Eine Oligurie oder Anurie nach schwerer Asphyxie kann auf Hypovolämie beruhen, aber auch bei erhöhtem Blutvolumen auftreten. Zunächst sollte versucht werden, die Ausscheidung durch Gabe von 10 ml 5— 10 % Glukose pro kg in einer Stunde anzuregen. Bei Erfolglosigkeit nicht wiederholen — es sei denn, es bestehen dringende Hinweise auf einen Volumenmangel. Jetzt sollten Furosemid (je nach Ansprechen von 1 auf 2, 3, 4, 5 mg/kg halbstündlich steigern) und Dopamin (3 µg/kg/min), bei Myokardinsuffizienz Dobutamin (7—10 µg/kg/min) gegeben werden.

Das Syndrom der inadäquat gesteigerten ADH-Sekretion (SIADH) [33] entsteht durch zentrale Wirkung der Asphyxie. Es äußert sich in Oligurie, Zunahme der Natrium-Konzentration und Osmolarität (über 300 mosm/l) im Urin und Abnahme der Natriumkonzentration und Osmolarität im Plasma. Die Behandlung besteht in Flüssigkeitsrestriktion (20— 40 ml/kg/d) und Furosemid. Zu beachten ist, daß das Serumnatrium auch bei Anstieg des Harnstoffs und Blutzuckers absinken kann: Harnstoff und Glukose erhöhen die Serumosmolarität; die Serumnatriumkonzentration nimmt kompensatorisch ab.[29]

Während der polyurischen Phase nach Niereninsuffizienz werden große Mengen an Wasser und Elektrolyten ausgeschieden, die ersetzt werden müssen.

9.2 Atemnotsyndrom (Surfactant-Mangel)

Wasser- und Surfactant-Gehalt der Lungen beeinflussen sich gegenseitig: Einerseits nimmt der Wassergehalt der Lungen bei Surfactant-Mangel zu; die Neigung zu Lungenödem ist erhöht. Andererseits geht Surfactant bei Lungenödem verloren.[1, 32] Daher führt die Zunahme des Lungenwassers als Folge von Überwässerung, persistierendem Ductus arteriosus oder Hypalbuminämie zu protrahiertem und schwererem Verlauf des Atemnotsyndroms,[6, 20] das dann nicht selten in eine bronchopulmonale Dysplasie übergeht.

In diesem Zusammenhang erscheint eine Anmerkung zur komplexen Beziehung von Hypoproteinämie und Lungengewebewasser angebracht. Gesamtprotein, Albumin und kolloidosmotischer Druck sind — ebenso wie der arterielle Blutdruck [38] — eng mit dem Gestationsalter und Geburtsgewicht korreliert,[42] d. h. je unreifer das Kind ist, umso niedriger sind arterieller Blutdruck, Gesamteiweiß, Albumin und kolloidosmotischer Druck. Dies erklärt auch die höhere Inzidenz von Atemnotsyndrom bei Frühgeborenen mit Hypoproteinämie.[5] Der Schluß, daß kleine Frühgeborene Albumin benötigen, um ein Atemnotsyndrom zu verhindern oder zu bessern, ist dagegen wahrscheinlich falsch. Zu bedenken ist, daß ein Gleichgewicht zwischen den intravasalen und extravasalen hydrostatischen und kolloidosmotischen Drucken besteht. Wird vermehrt Albumin infundiert, so wird zunächst der intravasale kolloidosmotische Druck ansteigen. Das bedeutet aber, daß ein höherer hydrostatischer Druck erforderlich wird, um die physiologische kapilläre Wasserfiltration (einschließlich glomerulärer Filtration) aufrecht zu erhalten. Die Zunahme des Kapillardrucks erhöht die Gefahr der Kapillarruptur (intracranielle Blutung!) und die transkapilläre Filtration von Albumin. Filtriertes Albumin bindet Wasser, erhöht also das Gewebewasser und den Gewebedruck (auch in den Lungen). Es wird sich also ein neues Gleichgewicht zwischen den intra- und extravasalen hydrostatischen und kolloidosmotischen Drucken — auf einem höheren Niveau — einstellen, das dem Frühgeborenen nichts nützt, es aber gefährden kann. Nach unserer Überzeugung sollte lediglich versucht werden, die Plasmaproteine ebenso wie den arteriellen Blutdruck im Normbereich für das Gestationsalter bzw. Körpergewicht zu halten.

Das Frühgeborene mit Surfactant-Mangel weist hohe Produktionsraten verschiedener Prostaglandine (PGE_2, PGI_2, PGF_2) auf,[12] die den Wasserhaushalt beeinflussen. PGE_2 hält den Ductus arteriosus offen und steigert die Diurese. PGI_2 vermindert den Gefäßtonus, erhöht die Kapillarpermeabilität, stimuliert die Reninausschüttung und reduziert die Diurese. Die Diurese des Frühgeborenen mit Surfactant-Mangel nimmt häufig im Alter von 34—36 Stunden spontan zu und führt dann zu rascher Besserung der Lungenfunktion,[19, 21] da Lungenwasser ausgeschwemmt wird. Die Zunahme der Diurese resultiert wahrscheinlich aus der vermin-

derten Ausschüttung der o.g. Prostaglandine PGE_2, PGI_2 und $PGF_2 \times$.[12]
Mit der Steigerung der Diurese sind erhebliche Wasser- und Salzverluste
verbunden, die entsprechend substituiert werden müssen.
Fehlt die spontane Zunahme der Diurese, so bleibt das Atemnotsyndrom
länger bestehen und führt häufig zu bronchopulmonaler Dysplasie.[35] Die
Besserung des Atemnotsyndroms wird jedoch auch erreicht, wenn bei
ausbleibender spontaner Steigerung der Diurese die Ausscheidung vom
zweiten bis vierten Tag durch Furosemid (1 mg/kg) angeregt wird.[15]
Wesentlich für den Effekt von Furosemid ist wahrscheinlich, daß es unab-
hängig von seiner diuretischen Wirkung den pulmonalen Wasser- und
Blutgehalt und die Flüssigkeitsfiltration in der Lunge vermindert.[5]
Angemerkt sei, daß eine Austauschtransfusion — zur Besserung der O_2-
Versorgung der Gewebe bei kleinen Frühgeborenen mit Atemnotsyn-
drom diskutiert [39] — erhebliche Auswirkungen auf den Flüssigkeitshaus-
halt haben kann.[24] Abgesehen von Schwankungen des intravasalen
Volumens (Gefahr von Schock bzw. Hypervolämie mit intracranieller
Blutung) sind wegen des hohen Albumingehalts des transfundierten
Bluts Wirkungen auf den Wassergehalt der Gewebe zu erwarten.[42]

9.3 Weitere Erkrankungen

Besondere Überlegungen zur Flüssigkeitszufuhr sind auch angezeigt bei
transitorischer Tachypnoe, persistierendem Ductus arteriosus, bronchopulmonaler Dysplasie, massiver Lungenblutung, nekrotisierender Enterokolitis und Sepsis. Hinweise hierzu finden sich in Tabelle 10.

Literaturverzeichnis

1 ALBERT, R. K., LAKSHMINARYAN, S., HILDEBRANDT, J.: Increased surface tension
favors pulmonary edema formation in anesthetized dogs' lungs. J. Clin. Invest.
63: 1015, 1979.
2 APERIA, A., ZETTERSTRÖM, R.: Renal control of fluid homeostasis in the
newborn infant. Clin. Perinatol. 9:523, 1982.
3 BAUMGART, S.: Fluid and electrolyte therapy in the premature infant. In: Polin,

R. A., Burg, F. D. (eds.): Workbook in practical neonatology. Philadelphia-London-Toronto-Mexico City-Rio die Janeiro-Sydney-Tokyo: W. B. Saunders Company, 1983, p. 25.

4 BELL, E. F., OhH, W.: Fluid and electrolyte balance in very low birthweight infants. Clin. Perinatol. 6:139, 1979.

5 BLAND, R. D.: Edema formation in the newborn lung. Clin. Perinatol. 9:593, 1982.

6 BROWN, E. R., STARK, A., SOSENKO, I., LAWSON, E. E., AVERY, M. E.: Bronchopulmonary dysplasia: Possible relationship to pulmonary edema. J. Pediatr. 92:982, 1978.

7 CABAL, L. A., DEVASKAR, U., SIASSI, B., HODGMAN, J. E., EMMANOUILIDES, G.: Cardiogenic shock associated with perinatal asphyxia in preterm infants. J. Pediatr. 96:705, 1980.

8 CAMPBELL, S., WLADIMIROFF, J. W., DEWHURST, C. J.: The antenatal measurement of fetal urine production. Br. J. Obstet. Gynaecol. 80:680, 1973.

9 DeCOURTEN, G. M., RABINOWICZ, T.: Intraventricular hemorrhage in premature infants: Reappraisal and new hypothesis. Dev. Med. Child. Neurol. 23:389, 1981.

10 DiSESSA, T. G., LEITNER, M., Ti, C. C., GLUCK, L., COEN, R., FRIEDMAN, W. F.: The cardiovascular effects of dopamine in the severely asphyxiated neonate. J. Pediatr. 99:772, 1981.

11 DOYLE, L. W., SINCLAIR, J. C.: Insensible water loss in newborn infants. Clin. Perinatol. 9:453, 1982.

12 ENGLE, W. D., ARANT, B. S., WIRIYATHIAN, S., ROSENFELD, C. R.: Diuresis and respiratory distress syndrome: Physiologic mechanisms and therapeutic implications. J. Pediatr. 102:912, 1983.

13 FRIIS-HANSEN, B.: Body composition during growth. Pediatrics (Suppl.) 47:264, 1974.

14 GODDARD-FINEGOLD, J., MICHAEL, L. H.: Cerebral blood flow and experimental intraventricular hemorrhage. Pediatr. Res. 18:7, 1984.

15 GREEN, T. P., THOMPSON, T. R., JOHNSON, D. E., LOCK, J. E.: Diuresis and pulmonary function in premature infants with respiratory distress syndrome. J. Pediatr. 103:618, 1983.

16 GREEN, T. P., THOMPSON, T. R., JOHNSON, D. E., LOCK, J. E.: Furosemide promotes patent ductus arteriosus in premature infants with respiratory distress syndrome. N. Engl. J. Med. 308:743, 1983.

17 GUIGNARD, J. P.: Renal function in the newborn infant. Pediatr. Clin. North Am. 29:777, 1982.

18 HAMMARLUND, K., SEDIN, G., STRÖMBERG, B.: Transepidermal water loss in newborn infants. VIII. Relation to gestational age and post-natal age in appropriate and small for gestational age infants. Acta Paediatr. Scand. 72:721, 1983.

19 HEAF, D. P., BELIK, J., SPITZER, A. R., GEWITZ, M. H., FOX, W. W.: Changes in

pulmonary function during the diuretic phase of respiratory distress syndrome. J. Pediatr. 101:103, 1982.

20 JACOB, J., GLUCK, L., DiSESSA, T.: The contribution of PDA in the neonate with severe RDS. J. Pediatr. 96:79, 1980.

21 LANGMAN, C. B., ENGLE, W. D., BAUMGART, S., FOX, W. W., POPLIN, R. A.: The diuretic phase of respiratory distress syndrome and its relationship to oxygenation. J. Pediatr. 98:462, 1981.

22 LINDERKAMP, O.: Placental transfusion: Determinants and effects. Clin. Perinatol. 9:559, 1982.

23 LINDERKAMP, O., MADER, T., BUTENANDT, O., RIEGEL, K. P.: Plasma volume estimation in severely ill infants and children using a simplified Evans Blue method. Eur. J. Pediatr. 125:135, 1977.

24 LINDERKAMP, O., RIEGEL, K. P.: Exchange transfusion. In: Nelson, N. M. (ed.): Current therapy in neonatal/perinatal medicine. Philadelphia: Decker, 1984 (in press).

25 LINDERKAMP, O., RIEGEL, K.: Der Wasser- und Elektrolythaushalt und deren Störungen. In: Hickl, E. J. Riegel, K. (Hrsg.): Angewandte Perinatologie. München-Berlin-Wien: Urban & Schwarzenberg, 2. Aufl. (in Druck).

26 LINDERKAMP, O., VERSMOLD, H. T., FENDEL, H., RIEGEL, K. P., BETKE, K.: Association of neonatal respiratory distress with birth asphyxia and deficiency of red cell mass in premature infants. Eur. J. Pediatr. 129:167, 1978.

27 LINDERKAMP, O., VERSMOLD, H. T., MESSOW-WAHN, K., MÜLLER-HOLVE, W., RIEGEL, K. P., BETKE, K.: The effect of intra-partum and intra-uterine asphyxia on placental transfusion in premature and full-term infants. Eur. J. Pediatr. 127:91, 1978.

28 LORENZ, J. M., KLEINMAN, L. I., KOTAGAL, U. R., RELLER, M. D.: Water balance in very low-birth-weight infants: Relationship to water and sodium intake and effect on outcome. J. Pediatr. 101:423, 1982.

29 NASH, M. A.: Provision of water and electrolytes. In: Fanaroff, A. A., Martin, R. J., Merkatz, I. R. (eds.): Behrman's neonatal-perinatal medicine. St. Louis-Toronto: Mosby, 3rd ed., 1983, p. 314.

30 OH, W: Fluid and electrolyte therapy and parenteral nutrition in low birth weight infants. Clin. Perinatol. 9:637, 1982.

31 OKKEN, A., JONXIS, J. H. P., RISPENS, P., ZIJLSTRA, W. G.: Insensible water loss and metabolic rate in low birthweight newborn infants. Pediatr. Res. 13:1072, 1979.

32 SAID, S. I., AVERY, M. E., DAVIS, R. K.: Pulmonary surface activity in induced pulmonary edema. J. Clin. Invest. 44:458, 1965.

33 SIEGEL, S. R.: Hormonal and renal interaction in body fluid regulation in the newborn infant. Clin. Perinatol. 9:535, 1982.

34 SOSULSKI, R., POLIN, R. A., BAUMGART, S.: Respiratory water loss and heart balance in intubated infants receiving humidified air. J. Pediatr. 103:307, 1983.

35 SPITZER, A. R., FOX, W. W., DELIVORIA-PAPADOPOULOS, M.: Maximum diuresis: A factor predicting recovery from respiratory distress syndrome and the development of bronchopulmonary dysplasia. J. Pediatr. 98:476, 1981.

36 SZYMONOWICZ, W., YU, V. Y. H., WILSON, F. E.: Antecedents of periventricular haemorrhage in infants weighing 1250 g or less at birth. Arch. Dis. Child. 59:13, 1984.

37 UCSF House staff manual of neonatal intensive care. 4th ed., University of California San Francisco, 1983.

38 VERSMOLD, H. T., KITTERMAN, J. A., PHIBBS, R. H., GREGORY, G. A., TOOLEY, W. H.: Aortic blood pressure during the first 12 hours of life in infants with birth weight 610 to 4,220 grams. Pediatrics 67:607, 1981.

39 VERSMOLD, H. T., LINDERKAMP, O.: Oxygen transport to tissues in RDS. In: Hallmann, M., Raivio, K. (eds.): Respiratory distress syndrome. London: Academic Press, 1983, p. 187.

40 WENNBERG, R. P., HANCE, A. J., JACOBSEN, J.: The importance of serum binding and the blood brain barrier in the development of acute bilirubin neurotoxicity. In: New trends in photo-therapy. London: Plenum Publishing Co. (in press).

41 WINTERS, W.: The body fluids in pediatrics. Boston: Little, Brown, 1973.

42 WU, P. Y. K.: Colloid oncotic pressure: Current status and clinical applications in neonatal medicine. Clin. Perinatol. 9:645, 1982.

43 WU, P. Y. K.: Fluid management. In: Nelson, N. M. (ed.): Current therapy in neonatal/perinatal medicine. Philadelphia: Decker, 1985 (in press).

44 YEH, T. F., WILKS, A., SINGH, J. BETKERUR, M., LILIEN, L., PILDES, R. S.: Furosemide prevents the renal side effects of indomethacin therapy in premature infants with patent ductus arterious. J. Pediatr. 101:433, 1982.

Natrium- und Wasserhaushalt bei Frühgeborenen während der ersten Lebenswoche

J. C. L. Shaw, C. M. Hamilton, L. Rees, M. Forsling

Einführung

Bei Frühgeborenen tritt häufig in der ersten Lebenswoche eine Hyponatriämie oder eine Hypernatriämie als Folge der Veränderungen des gesamten Körperwassers und/oder des gesamten Körpernatriums auf. Art und Ausmaß solcher Veränderungen sind unter normalen klinischen Bedingungen sehr schwierig zu bestimmen; die Ursachen für Veränderungen des Plasmanatriums sind nicht immer offenkundig. Es kann dadurch zu einer falschen Behandlung kommen.

Mit dieser Arbeit zeige ich unsere neuesten Meßergebnisse zum Natrium- und Wasserhaushalt Frühgeborener in den ersten sieben Lebenstagen. Parallel dazu wurden alle vier Stunden Urinproben auf Arginin-Vasopressin (antidiuretisches Hormon = ADH) untersucht. Dadurch konnte die Bedeutung einer ADH-Sekretion für die Entstehung einer Hyponatriämie während der ersten Lebenswoche untersucht werden.

Antidiuretisches Hormon (ADH) und Wasserhaushalt[1]

Die Ergebnisse der ADH-Messungen lassen darauf schließen, daß spätestens ab der 26. Schwangerschaftswoche sowohl Osmorezeptoren als auch Dehnungsrezeptoren die Sekretion von ADH anregen können. Die Niere reagiert auf Veränderungen der ADH-Sekretion; die größte Urinosmolalität bei den untersuchten Kindern betrug 550 mosm/kg

80

Wasser. Bei acht der 14 untersuchten Neugeborenen wurden insgesamt 16 Spitzenwerte von ADH-Sekretion im Urin festgestellt, die 250 uU/kg/4h überschritten, ein Wert, der zu maximaler Urinkonzentration führen kann. In den meisten, wenn nicht in allen Fällen war der Anstieg der ADH-Sekretion inadäquat in Bezug auf die Regulation des Wasserhaushalts. Ebenfalls gab es mehrere kleinere ADH-Gipfel, die vergleichbare Veränderungen der Urinosmolalität verursachten und möglicherweise den Wasserhaushalt ungünstig beeinflussen konnten. Die am häufigsten mit inadäquater ADH-Sekretion in Verbindung stehenden klinischen Ereignisse waren Spannungsthorax, schwere periventrikuläre Blutung, Verschlechterung der Membranen Krankheit, schwere Apnoe, die eine Intubation erfordert und möglicherweise die Masken-Beatmung. Diese Ergebnisse, zusammen mit den gleichzeitig durchgeführten Natrium-Messungen[2], deuteten darauf hin, daß Schwankungen des Natriumspiegels im Plasma während der ersten Lebenswoche eher durch Veränderungen des Wasserhaushaltes als durch solche des Natriumhaushaltes bedingt sind.

Gewichtsverlust und Natriumhaushalt

Eine weitere Untersuchung,[3] bei der durch Regulierung der Wasseraufnahme das Plasmanatrium so normal wie möglich gehalten wurde, ermöglichte eine genauere Beobachtung des Natriumhaushaltes unter Einbeziehung genauer Messungen von Körpergewicht und Nierenfunktion. Zehn Frühgeborene, die nach einer durchschnittlichen Schwangerschaftsdauer von 27,6 Wochen und mit einem durchschnittlichen Geburtsgewicht von 1092 Gramm geboren worden waren, wurden von der Geburt bis zum siebten Tag untersucht. Im Durchschnitt lag der höchste Gewichtsverlust bei 13 % des Geburtsgewichtes (im einzelnen zwischen 5,1 und 20,7 %). Am zweiten Lebenstag wurde die Natriumbilanz negativ und blieb so bis zum sechsten Lebenstag. Die mittlere negative Natriumbilanz lag bei 14,1 mmol/kg Körpergewicht (im einzelnen zwischen 6,9 und 22,3 mmol/kg). Erwartungsgemäß gab es ein signifikantes lineares Verhältnis (p < 0,01) zwischen dem maximalen Gewichtsverlust und der negativen Natriumbilanz. Da sich der in den ersten zwölf Stunden gemessene Durchschnittswert des Plasmanatriums (136,1 mmol/L) nicht wesentlich von dem am siebten Tag unterschied (137,0 mmol/L), war der Natrium- und Wasserverlust isoton und entsprach 78 % des gesamten Gewichtsverlustes. Weil bei solchen Kindern das EZF-Volumen bei der Geburt 40—50 % des Körpergewichtes ausmacht,[4] weist das Ausmaß der negativen Natriumbilanz auf eine unproportionale Verminderung des EZF-Volumens hin, die eigentlich zu einem Verhältnis von EZF und IZF führen sollte, das eher dem eines Termingeborenen entspricht. Ungewiß bleibt, ob das EZF-Volumen schließlich ausreichend ist oder nicht.

Die Tendenz zu einer Spät-Hyponatriämie[5] und das Auftreten hoher Aldosteronspiegel und Plasmarenin-Aktivität[6] lassen jedoch darauf schließen, daß das EZF-Volumen unter dem Optimalwert liegt.

Bei den Neugeborenen waren die Natriumaufnahme und die Natriumausscheidung sehr variabel, wodurch wir untersuchen konnten, ob die Gesamtmenge des während der ersten Lebenswoche verlorenen Natriums durch die Gesamtmenge des verabreichten Natriums beeinflußt wurde. Bei der Auswertung dieser Zahlen und der Daten von Butterfield et al. (1966) [7] ergab sich kein Zusammenhang zwischen der Natriumzufuhr und dem Ausmaß der negativen Natriumbilanz. Dies deutet darauf hin, daß der postnatale Natriumhaushalt ein autonomer Vorgang und weitgehend unabhängig von der Natriumaufnahme ist.

Veränderungen der Nierenfunktion

Die mittlere Kreatinin-Clearance erhöhte sich von 0,3 ml/min/kg am ersten Tag fast auf das Dreifache, 0,81 ml/min/kg am sechsten Tag. Die tubuläre Natriumrückresorption nahm im selben Zeitraum ebenfalls von durchschnittlich 54,1 mmol/kg/Tag auf 138,1 mmol/kg/Tag zu. Diese Zunahme blieb jedoch hinter der Kreatinin-Clearance zurück; das manifestierte sich als Anstieg der fraktionierten Natrium-Ausscheidung von 2,2 % am ersten Tag auf 7,3 % am vierten Tag; am siebten Tag fiel sie auf 4,0 %. Es scheint, daß der verzögerte Anstieg der tubulären Natriumresorption der Entstehung der postnatalen negativen Natriumbilanz zugrunde liegt. Die Mechanismen, die die negative Natriumbilanz beenden, sind nach wie vor nicht bekannt.

Schlußfolgerungen

An einem Treffen wie diesem ist es sicherlich wichtig, die eigenen Schlußfolgerungen nachhaltig darzustellen, um eine angeregte Diskussion zu
provozieren! Ich möchte jedoch festhalten, daß, obwohl meine Schlußfolgerungen auf den erwähnten Meßergebnissen beruhen, ich sie nicht als
streng wissenschaftlich etabliert und über jeden Zweifel erhaben ansehe.
Sie sind eher eine Synthese aus diesen Untersuchungen, meiner eigenen
Berufserfahrung und meinen Vorurteilen!

1. Für Veränderungen des Plasmanatriums in den ersten vier bis fünf
   Lebenstagen sind meist eher Veränderungen im Wasser- als im
   Natriumhaushalt verantwortlich. Deshalb sollten während dieses
   Zeitabschnitts Schwankungen des Plasmanatriums durch Verände-
   rung der Wasserzufuhr und durch Kontrolle der insensiblen Wasser-
   verluste behandelt werden.

2. Die Hauptursache einer Hyponatriämie in der ersten Lebenswoche
   von kranken Frühgeborenen ist häufig eine inadäquate Sekretion von
   ADH und *muß mit einer Wasserrestriktion behandelt werden.*

3. Die Natriumbilanz ist während der ersten Lebenswoche normalerweise negativ; diese Erscheinung allein ist kein Grund zur Erhöhung
   der Natriumzufuhr.

4. Aufgrund der Schlußfolgerungen 2 und 3 können die Messungen der
   Harnosmolalität und des Natriums im Urin sehr irreführend sein und
   deshalb zu einer falschen Behandlung führen.

5. Es soll hervorgehoben werden, daß *genaue Messungen von Körpergewicht und Plasmanatrium* die zwei wichtigsten Faktoren zur Bestimmung des Natrium- und Wasserhaushaltes sind, und daß mit diesen
   Werten ein Wasserüberschuß von einem Natriummangel unterschieden wird.

6. Am ersten Tag muß kein Natrium verabreicht werden, jedoch scheinen sich Mengen, die in Lösungen mit 30 mmol/L verabreicht werden,
   auch nicht negativ auszuwirken.

7. Während der ersten vier bis fünf Tage scheint eine Natriumzufuhr von
   2—6 mmol/kg/Tag ausreichend zu sein.

8. Eine Spät-Hyponatriämie durch eine begrenzte tubuläre Natrium-

rückresorption kann sich am Ende der ersten Woche entwickeln, wenn die Natriumzufuhr absinkt. Dies kann z. B. der Fall sein bei Umstellung des Neugeborenen auf gepoolte Frauenmilch, die nur 1,4 mmol Natrium/kg/Tag liefert.

9. Übermäßiger Gewichtsverlust und Hyponatriämie verlangen eine erhöhte Natriumzufuhr. Für eine kurze Zeit können bis zu 8—10 mmol/kg/Tag notwendig sein, um das Plasmanatrium über 130 mmol/kg/Tag anzuheben, und ungefähr 5 mmol/kg/Tag sind nötig, um diesen Wert zu halten.

10. Für nach der 32. Schwangerschaftswoche Geborene sind selten Natriumgaben notwendig.

Literaturnachweis

1 REES, L., BROOK, C. G. D., SHAW, J. C. L., FORSLING, M. L.: Causes of Hyponatraemia in the first week of life in preterm infants. I. Arginine Vasopressin Secretion. Arch. Dis. Childh. 1984 In Press.

2 REES, L., SHAW, J. C. L., BROOK, C. G. D., FORSLING, M. L.: Causes of hyponatraemia in the first week of life in preterm infants. II. Sodium and water balance. Arch. Dis. Child. 1984 In Press.

3 HAMILTON, C. M., SHAW, J. C. L.: Renal function and water balance during the first week of life in V.L.B.W. infants. Biol. Neonat. 1984. Abstract. In Press.

4 FRISS-HANSEN, B.: Changes in body water compartments during growth. Acta. Paediatr. 1957; 46 (suppl. 110):1.

5 ROY, R. N., CHANCE, G. W., RADDE, I. C., HILL, D. E., WILLIS, D. M., SHEEPERS, J.: Late hyponatraemia in very low birthweight infants ($<$ 1.3 kg). Pediatr. Res., 1076; 10:526—31.

6 SULYOK, E., NEMETH, M., TENYI, I., CSABA, I., GYORY, E., ERTL, T., VARGA, F.: Postnatal development of renin-angiotensin-aldosterone system, RAAS, in relation to electrolyte balance in premature infants. Pediatr. Res. 1979; 13:817—20.

7 BUTTERFIELD, J., LUBCHENKO, L., BERGSTEDT, J., O'BRIEN, D.: Patterns in electrolyte and nitrogen balance in the newborn premature infant. Pediatrics, 1960; 26:777—91.

8 SULYOK, E., VARGA, F., GYORY, E., JOBST, K., CSABA, I. F.: Postnatal development of renal sodium handling in premature infants. J. Pediatr. 1979; 95:787—92.

Diskussion Vorträge Versmold, Linderkamp und Shaw

GUIGNARD: Da wir hier sind, um zu diskutieren und auch um zu disputieren, muß ich Ihnen, Kollege Shaw, bezüglich Ihrer Schlußfolgerungen widersprechen. Die erste Schlußfolgerung steht meines Erachtens an der falschen Stelle. Sie können nicht behaupten, daß Veränderungen des Plasmanatriums lediglich auf Veränderungen des Wasserhaushalts beruhen, bevor Sie dann sagen, daß sich Ihre Behauptung auf Veränderungen von Körpergewicht, von sowohl Plasmanatrium und -osmolarität, als auch von Urinnatrium und -osmolarität stützt.
Ich verstehe nicht, warum Sie den Neugeborenen am ersten Tag das Natrium vorenthalten, nur weil sie eine positive Natriumbilanz haben, und dann behandeln Sie die Hyponatriämie, indem Sie ihnen 2, 3, 4 oder 6 mosm/kg/Tag geben. Weshalb wäre es von Nachteil, wenn Sie zur Vereinfachung der Routinepflege vom ersten Tag an 2 bis 4 mosm/kg/Tag geben würden?

SHAW: Ihre erste Kritik akzeptiere ich voll und ganz. Bei anderen Gelegenheiten stelle ich die erste Schlußfolgerung tatsächlich ans Ende, aber heute wollte ich, daß die Zuhörer sie sofort als wichtigste Aussage meines Vortrages erkennen sollten.
Dem zweiten Punkt Ihrer Kritik stimme ich nicht zu, denn ich halte es für falsch, einem Kind mit positiver Natriumbilanz Natrium zu geben.

Ich sage nicht, daß Sie dem Kind schaden, wenn Sie zur Vereinfachung der Routinepflege vom ersten Tag an Natrium in geringen Dosen verabreichen, aber ich halte es für unnötig!

GUIGNARD: Möglicherweise ist die inadäquate ADH-Sekretion eine Teilerklärung für die Hyponatriämie, wir müssen aber bedenken, daß in den ersten Lebenstagen die Frühgeborenen Salz verlieren. In der Untersuchung von Roy (Guignard Ref. 13) entwickelten Kinder, die 3 mosm/kg/Tag Natrium bekamen, eine negative Natriumbilanz und eine Hyponatriämie. Bei einer Natriumgabe von 5 mosm/kg/Tag war dies nicht der Fall.

Der Natriumverlust wurde außerdem auch als ein Faktor der späten metabolischen Azidose erkannt.

— Weitere Diskussionsbeiträge: Siehe allgemeine Diskussion, Seite 206.

Mindestbedarf von Frühgeborenen unter 1500 g (Kalorien, Protein, Flüssigkeit und Elektrolyte)

J. L. Micheli, Y. Schütz

Der Titel meines Referats „Mindestbedarf von Frühgeborenen mit sehr niedrigem Geburtsgewicht" (SNGG) könnte dazu verleiten, Angaben über den täglichen Mindestbedarf des SNGG an Kalorien, Protein in Gramm, Flüssigkeiten in Millilitern und Natrium in Millimol zu erwarten. Leider bin ich nicht in der Lage, derartige Erwartungen zu erfüllen. Hochqualifizierte Fachleute haben sich der schwierigen Aufgabe gewidmet, den „optimalen Bedarf von SNGG" zu bestimmen. Ist dies erst gelungen, wird es immer noch ein langer Weg bis zur Quantifizierung des „Mindestbedarfs" sein.

Das Ziel dieses Referats ist auf allgemeine Grundlagen beschränkt, insbesondere auf solche, zu denen neue Informationen vorliegen, oder solche, die uns vor Probleme stellen, die wir in der täglichen Praxis zu bewältigen haben.

Praktische Gesichtspunkte des Problems

Viele SNGG sind „gesund". Ihre Ernährung ist am Ende der ersten Lebenswoche aufgebaut. Sie erreichen ihre reguläre Wachstumsgeschwindigkeit am Ende der zweiten Woche.[17, 21] In solchen Fällen sorgt

Abb.   Das Konzept des „kritischen Zeitraums"

Die Stärke des Organwachstums (Ordinate) ist im Verhältnis zu einer willkürlich festgelegten Zeitskala (Abszisse) dargestellt. Normalerweise beginnt der Wachstumsschub des menschlichen Gehirns im Gestationsalter von 24 bis 28 Wochen, erreicht einen Höhepunkt (max.) mit 40 Wochen und erstreckt sich bis 18 Monate nach der Geburt.
Kurzzeitiger Nahrungsentzug verzögert den Wachstumsschub und reduziert die maximale Wachstumsgeschwindigkeit, was ein suboptimales Zielwachstum zur Folge hat (gestrichelte Linien).

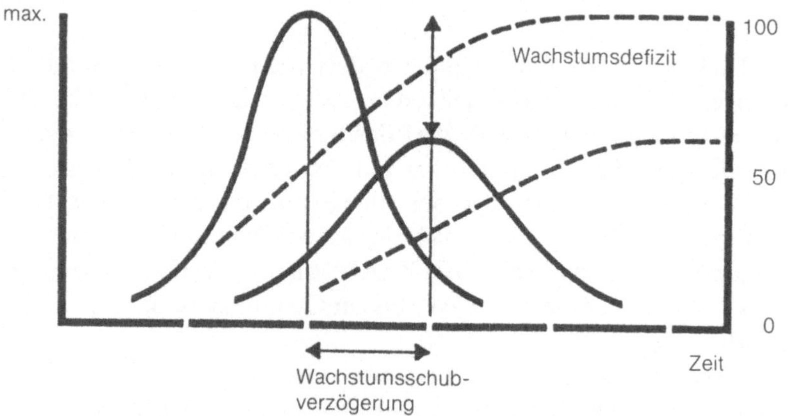

sich der Kliniker nicht um einen Mindestbedarf, seine Hauptsorge gilt vielmehr den Anforderungen des starken Wachstums.[1, 6, 19, 25]
Die anderen Fälle durchlaufen eine mehr oder weniger stürmische Neonatalperiode. Bei solchen Kindern ist eine optimale Versorgung oft unmöglich. Dann muß ein Kompromiß gefunden werden, der zuerst die vielfältigen Probleme des Kindes berücksichtigt (z. B. respiratorische, zirkulatorische, abdominale, infektiöse oder neurologische) und diese gegen das Risiko einer suboptimalen Versorgung mit Kalorien, Protein,

Das Konzept der „Erhaltung des Wachstumspotentials"

In diesem Schema wird der normale Wachstumsschub in der gleichen
Weise dargestellt.
Kurzzeitiger Nahrungsentzug verzögert zwar den Wachstumsschub,
beeinträchtigt aber nicht die maximale Wachstumsgeschwindigkeit
(max.). Am Ende werden 100 % des Zielwachstums erreicht (gestrichelte Linien).

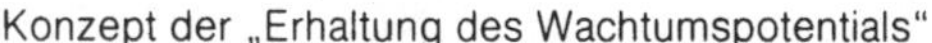

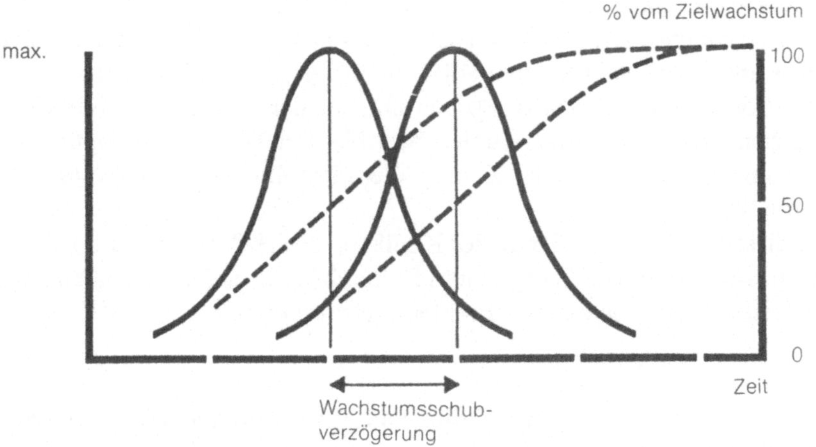

Flüssigkeiten und Elektrolyten abwägt. Das letztere ist Gegenstand
umfangreicher Diskussionen. [4, 5, 9, 11, 13, 14, 15, 16]

Das Konzept des „kritischen (anfälligen) Zeitraums"

Tierversuche haben gezeigt, daß eine Unterernährung während des cerebralen Wachstumsschubs (bei Ratten die ersten drei Lebenswochen)

gewöhnlich ein irreversibles Defizit an Hirnmasse und -zellzahl hervorruft,[14] und daß das Ausmaß dieses Defizits von Zeitpunkt, Schwere und Dauer der Unterernährung abhängt.[12, 14]

Überträgt der Kliniker diese Erkenntnisse auf das SNGG, so muß er befürchten, daß eine ungenügende Ernährung zu Mangelentwicklung und geistiger Retardierung führt (Abb. 1).

Das Konzept der „Erhaltung des Wachstumspotentials" (Abb. 1)

Langzeitstudien von SNGG zeigen, daß man nur mit größter Vorsicht behaupten sollte, daß neurologische Dauerschäden durch frühe und kurzfristige Unterernährung verursacht werden.[5] Neuere biochemische und verhaltensorientierte Erforschung des Einflusses der Ernährung auf die Entwicklung des Gehirns bei Tieren[22] hat gezeigt, daß es zwischen beiden Konzepten keinen Widerspruch gibt, und daß die meisten unserer klinischen Fälle kurzzeitiger (unter zwei bis drei Wochen) suboptimaler Ernährung durchaus in das Konzept der „Erhaltung des Wachstumspotentials" passen.

In diesen Fällen ist es Sache des Klinikers, dieses Potential zu erhalten. Untersuchungen zur Energie- und Proteinbilanz bei SNGG sollten zum besseren Verständnis dieses Problemkreises führen.[7, 10, 17, 29, 32]

Energieverbrauch während Zeiten von Wachstum gegenüber Zeiten ohne Wachstum

Im Laufe der Jahre hat die Verbesserung kalorimetrischer Meßtechniken sehr zum besseren Verständnis des Energiestoffwechsels bei SNGG beigetragen. Diese Methoden ermöglichen es neuerdings, am Krankenbett den Energieverbrauch ohne Störung des Routinepflegeprogramms (Thermoneutralität, orale und parenterale Ernährung, Überwachung) zu messen.

In der Abteilung für Neonatologie in Lausanne bekommen künstlich ernährte SNGG etwa 125 kcal/kg/Tag Gesamtenergie (bestimmt mit-

90

tels Bomben-Kalorimetrie). Berücksichtigt man den Energieverlust im Stuhl und Urin, so steht dem SNGG für den Stoffwechsel eine Energiemenge (SE) von ungefähr 110 kcal/kg/Tag zur Verfügung.

Der durchschnittliche Energieverbrauch zwischen der dritten und siebten Lebenswoche wurde mit 60 kcal/kg/Tag angegeben. Die Restenergie (d. h. die Differenz zwischen SE und Energieverbrauch) lag durchschnittlich bei 50 kcal/kg/Tag; dies deutet darauf hin, daß etwa die Hälfte (45 %) der SE dem Wachstum zugeführt wurde, was eine Gewichtszunahme von etwa 15 g/kg/Tag ergab.

In dieser Untersuchung leitete sich der Energieverbrauch ohne Wachstum aus dem „Null-Gewichtszunahme-Wert" der Regressionsgeraden zwischen Energieverbrauch (kcal/kg/Tag) und Gewichtszunahme (g/kg/Tag) ab. Bei 48 SNGG war diese Beziehung hochsignifikant (r = 0,58, p < 0,001). Der Energieverbrauch ohne Wachstum wurde mit 51 kcal/kg/Tag angegeben.[17] Dieser Wert stimmt mit den Angaben anderer Forscher überein.[8]

Die Kenntnis des Energieverbrauchs bei Null-Gewichtszunahme ist für den Kliniker nicht ganz zufriedenstellend. Seine Hauptsorge gilt dem gesamten Proteingehalt des SNGG. Wenn das Wachstumspotential erhalten bleiben soll, so muß ein Proteinverlust vermieden werden.

Energieverbrauch während Zeiten des Proteinzuwachses gegenüber Zeiten ohne Proteinzuwachs

Durch die Kombination von Wärme- und Stickstoffbilanzmessungen sowie der Isotopenindikatorentechnik können Angaben über Proteinzuwachs, -synthese und -abbau erreicht werden. Nicht radioaktive stabile Isotope, die in der Natur nur spärlich vorkommen, 13-C und 15-N, können zu diesem Zweck eingesetzt werden. Eine Gabe von genau bezeichneten Aminosäuren (Glyzin oder Leuzin) führt zu einer bedeutenden Anreicherung des Isotops, die in der ausgeatmeten Luft oder im Urin (oder im Blut) bestimmt werden kann.[7, 10, 28, 32] Die Höhe der Anreicherung ist reziprok zum Protein-Umsatz.[32]

Bei zehn für ihr Gestationsalter normal entwickelten SNGG haben wir

Abb. 2: Dieses Diagramm zeigt die Werte für die gesamte Proteinsynthese (linke Säule) und den Abbau (rechte Säule) im Körper eines SNGG mit einem Proteinzuwachs von annähernd 2 g Protein/kg/Tag. Der Synthese von 14 g/kg/Tag steht ein Abbau von 12 g/kg/Tag gegenüber. Demnach wird etwa sechs- bis siebenmal so viel Protein aufgebaut wie tatsächlich als Zuwachs bleibt.[7, 10, 26, 32]

Das ist energietechnisch ein sehr verschwenderischer Vorgang: Jedes Gramm Protein kostet eine kcal, während die Umwandlung von Protein in Aminosäuren keine ATP erbringt. Vgl. Abb. 3.

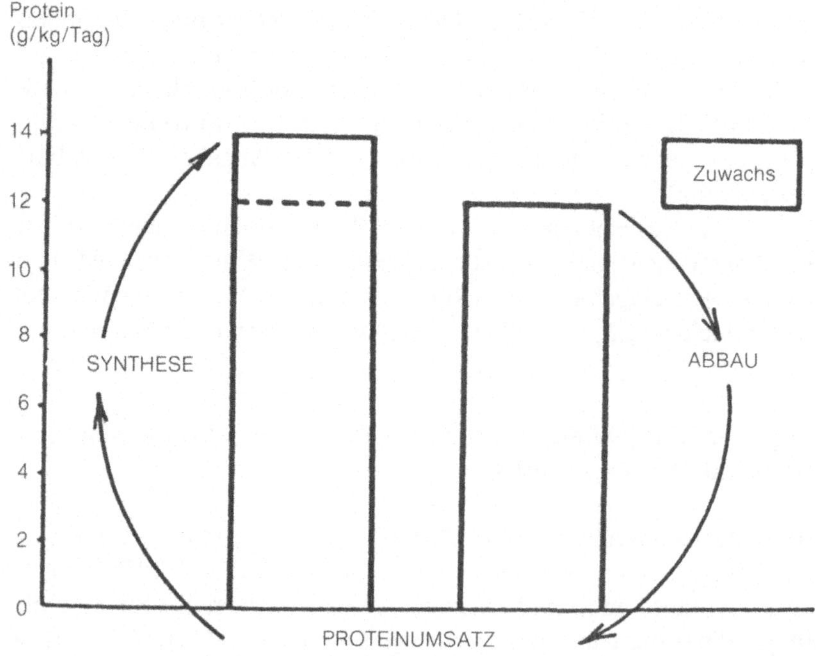

die Werte für die Synthese und den Abbau des gesamten Körperproteins während des Wachstumsschubes von der dritten bis zur siebten Lebenswoche untersucht. Ein Beispiel wird in Abb. 2 gezeigt.

Ein lineares Verhältnis (r = 0,68, p < 0,05) besteht zwischen der Proteinsynthese und dem Proteinabbau. Eine Steigerung des Proteinzuwach-

Abb. 3: Dieses lineare Verhältnis zwischen Energieverbrauch und Proteinzuwachs (r= 0,65, p < 0,01) zeigt, daß 40 kcal/kg/Tag nötig sind, um das Proteingleichgewicht zu halten (Synthese = Abbau, Proteinzuwachs = Null).

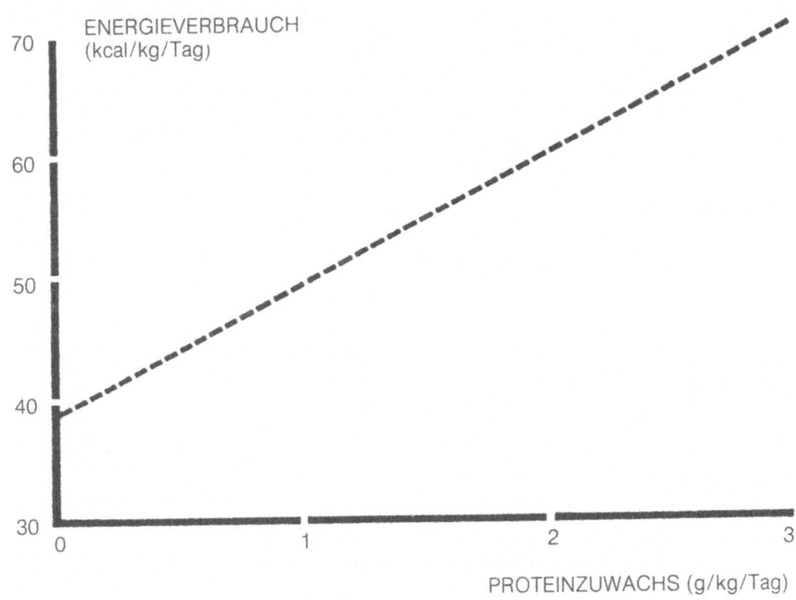

ses geht mit einer gesteigerten Proteinsynthese und einem gesteigerten Proteinabbau zusammen. Bei einem Nullzuwachs von Protein sind Synthese und Abbau gleich groß und auf etwa 2 g Protein/kg/Tag reduziert. Abb. 3 zeigt dies auch und stellt die Korrelation zwischen Energieverbrauch und Proteinzuwachs dar: Bei einem Proteinzuwachs Null liegt der Energieverbrauch bei 40 kcal/kg/Tag.
Aus der Sicht des Klinikers bedeutet dies, daß weniger Energie zur Verhinderung von Proteinverlust (40 kcal/kg/Tag) als zur Verhinderung von Gewichtsverlust (50 kcal/kg/Tag) aufgewendet werden muß, vorausgesetzt, eine minimale Proteinaufnahme ist vorhanden.

93

Abb. 4: Das Verhältnis zwischen Netto-Proteinaufnahme und Proteinzuwachs (r = 0,78, p < 0,001). Der Schnittpunkt bei Proteinzuwachs =
Null zeigt eine Netto-Proteinaufnahme von 0,3 bis 0,45 g/kg/Tag, je
nachdem, ob die insensiblen Stickstoffverluste in Betracht gezogen werden.[25]

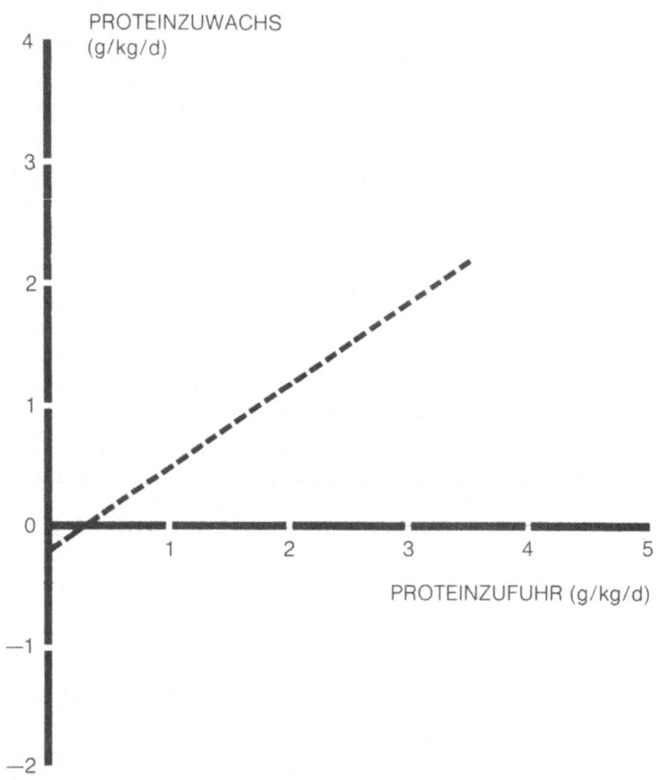

Netto-Proteinaufnahme und Proteinzuwachs (Abb. 4)

Das Verhältnis von Stickstoffaufnahme und Stickstoffbilanz in unseren
SNGG deutet darauf hin, daß 0,3 bis 0,45 g Netto-Proteinaufnahme zur
Vermeidung von Proteinverlust notwendig ist. Diese Angaben tragen den

insensiblen Stickstoffverlusten Rechnung[25] und liegen sehr nahe bei anderen Messungen an Frühgeborenen.[20]

Wasser- und Elektrolythaushalt

Erst vor kurzem veröffentlichte Berichte geben einen umfassenden Überblick zu diesem Thema.[2, 3, 18, 24, 30, 31, 33] Die Problematik steht in engem Zusammenhang mit dem Energiestoffwechsel und dem Proteinumsatz. Renale Flüssigkeitsverluste hängen von mehreren Faktoren ab, darunter der osmolaren Belastung und der Harnosmolalität.
Bei SNGG und Proteinzuwachs Null ist die osmolare Belastung wahrscheinlich gering (unter 10 mosm/kg/Tag inklusive 4 mmol/kg/Tag Natriumverluste). Für gewöhnlich kann die Niere des SNGG den Urin auf über 350 mosm/kg H_2O konzentrieren. Deshalb beschränken sich die Flüssigkeitsverluste durch Urin auf ungefähr 25 ml/kg/Tag. Wegen der Wärmeverluste durch Verdunstung sind die Wasserverluste durch die Haut mit dem Energieverbrauch eng verbunden.[30] Sie variieren ganz beträchtlich mit dem Gestations- und Lebensalter, wobei die Werte für SNGG zwischen 20 und 50 ml/kg/Tag liegen.[23, 30]

Schlußfolgerung

Den Mindestbedarf für ein bestimmtes SNGG festlegen zu wollen ist eine Illusion. Aber das Konzept der „Erhaltung des Wachstumspotentials" kristallisiert sich durch verschiedene biochemische, verhaltens- und stoffwechselorientierte Untersuchungen und Langzeit- (Follow up-) Studien heraus.
Dieses Konzept verdient die Aufmerksamkeit des Klinikers, weil es praktische Anwendung bei der Behandlung von SNGG finden könnte.
Vorläufig kann man 40—50 kcal/kg/Tag, 0,3 bis 0,5 g Protein/kg/Tag, 50 bis 70 ml H_2O/kg/Tag und 4 mmol Na/kg/Tag als vernünftige Annäherung von „Mindestbedarfswerten" betrachten.

Literaturverzeichnis

1 AMERICAN ACADEMY OF PEDIATRICS: Committee on Nutrition: Nutritional Needs in Low-Birth-Weight Infants. Pediatrics: 60, 519, 1977.

2. APERIA, A., BROBERGER, O., HERIN, K., THODENIUS, K., ZETTERSTRÖM, R.: Postnatal control of water and electrolyte homeostasis in pre-term and full term infants. Acta Paediatr. Scand. Suppl. 305, 61, 1983.

3 BELL, E. F., OH, W.: Water requirements in premature newborn infants Acta Paediatr. Scand. Suppl. 305, 21, 1983.

4 BROWN, E. G., SWEET, A. Y.: Neonatal Necrotizing Enterocolitis. Pediatric Clinics of North America, 29, 1149, 1982.

5 CALAME, A., DUCRET, S., JAUNIN, L., PLANCHEREL, B.: High risk appropriate for gestational age and small for gestational age preterm infants. Helv. paediatr. Acta, 38,39, 1983.

6 CARLSON, E. S., BARNESS, L. A.: Protein and Energy Requirements of Term and Preterm Infants. Journal of Pediatric Gastroenterology and Nutrition, 2, Suppl. 81, 1983.

7 CATSEFLIS, C.: Energy Expenditure, Protein Synthesis and Composition of weight gain in very low Birth-Weight Infants. Thesis — Lausanne, 1983.

8 CHESSEX, P., REICHMAN, B., VERELLEN, G., PUTET, G., SMITH, J., HEIM, T., SWYER, P.: Influence of postnatal age, energy intake and weight gain on energy metabolism in the very low-birth-weight infant. J. Pediat. 99, 761, 1981.

9 DAVIES, P., DAVIS, J.: Very low birth-weight and subsequent head growth Lancet, 2, 1216, 1970.

10 DE BENOIST, B., ABDULRAZZAK, Y., BROOKE, O. G., HALLIDAY, D., MILLWARD, D. J.: The measurement of whole body protein turnover in the preterm infant with intragastric infusion of 13-C Leucine and sampling of the urinary Leucine pool. Clinical Science, 66, 155, 1984.

11 DELEZE, G.: Notions actuelles sur l'alimentation du nouveau-né de petit poids. Revue médicale de la Suisse romande, 1973.

12 DICKERSON, J W T: Nutrition, Brain Growth and Development. In: Conolly K.J. and Prechtl F. R. Editors. Heinemann, London and Lippincott, Philadelphia, 1981.

13 DOBBING, J.: The developing brain: a plea for more critical interspecies extrapolation. Nutr. Rep. Int. 7, 401, 1973.

14 DOBBING, J.: Retard de croissance d'origine nutritionelle et système nerveux. Annales Nestlé, 78, 1980.

15 DOEKEL, R. C., CLIFFORD, W., ZWILLICH, W., SCOGGIN, C. M., KRYGER, M., WEIL, J. V.: Clinical semi starvation. Depression of hypoxic ventilatory Response. New England Journal of Medicine, 295, 358, 1976.

16 EASTON, L. B., HALATA, M. S., DWECK, H. S.: Parenteral Nutrition in the Newborn: A practical Guide Pediatric Clinics of North America, 29, 1171, 1982.

17 GUDINCHET, F., SCHÜTZ, Y., MICHELI, J. L., STETTLER, E., JEQUIER, E.: Metabolic Cost of Growth in very low Birth-Weight Infants. Pediatr. Res. 16, 1025, 1982.

18 GUIGNARD, J. P.: Renal control in very low birth-weight infants. in: DUC, G. Energy metabolism at the bedside, Konstanz, 1984.

19 HEIM, T.: Energy and lipid Requirements of the foetus and the preterm infant. J. of Pediatric Gastroenterology and Nutrition, 2 Suppl. 16, 1983.

20 JACKSON, A. A., SHAW, J. C. L., BARBER, A., GOLDEN, M. H. N.: Nitrogen metabolism in preterm infants fed human donor breast milk: the possible essentiality of glycine. Ped Res. 15, 1454, 1981.

21 LARGO, R. H., WÄLLI, R., DUC, G., FANCONI, A., PRADER, A.: Evaluation of perinatal growth. Helv. Paediatr. Acta. 35, 419, 1980.

22 MATTHIEU, J. M., LEATHWOOD, P., CHANEZ-BEL, C., BOURRE, J. M.: Influence of Nutrition on Animal Brain Development: A Biochemical and Behavioral Approach. In: Aebi, H. and Whitehead, R. Editors. Maternal Nutrition during Pregnancy and Lactation. Huber, Bern, 1980.

23 MAURER, A. M.: Transepidermal water loss and energy expenditure in preterm infants. Thesis — Lausanne, 1983.

24 OKKEN, A.: Body composition in very low birth-weight infants. In: Duc, G. Energy metabolism at the bedside, Konstanz, 1984.

25 PENCHARZ, P. B., STEFFEE, W. P., COCHRAN, W., SCRIMSHAW, N. S., RAND, W. M., YOUNG, V.: Protein metabolism in human neonates: nitrogen-balance studies, estimated obligatory losses of nitrogen and whole-body turnover of nitrogen. Clinical Science and Molecular Medicine, 52, 485, 1977.

26 PENCHARZ, P. B., MASSON, M., DESGRANGES, f., PARAGEORGIOU, A.: Total-body protein turnover in human premature neonates: effects of birth weight, intrauterine nutritional status and diet. Clinical Science, 61, 207, 1981a.

27 PENCHARZ, P. B., PARSONS, H., MOTIL,K., DUFFY, B.: Total body protein turnover and growth in children: is it a futile cycle? Medical Hypothesis, 7, 155, 1881b.

28 PICOU, D., TAYLOR-ROBERTS, T.: The measurement of total protein synthesis and catabolism and nitrogen turnover in infants in different international states and receiving different amounts of ietary protein. Clinical Science, 36, 283, 1969.

29 REICHMAN, B., CHESSEX, P., PUTET, G., VERELLEN, G., SMITH, J. M., HEIM, T., SWYER, P.: Diet, fat accretion and growth in premature infants. N. England J. of Med. 305, 1495, 1981.

30 SEDIN, G., HAMMARLUND, K., STRÖMBERG,B.: Transepidermal water loss in full term and preterm infants. Acta Paediatr. Scand. Suppl. 305, 27, 1983.

31 SHAW, J.: Electrolytes requirements in very low birth weight infants. In: Duc, G. Energy metabolism at the bedside, Konstanz, 1984.

32 SCHÜTZ, Y., CATSEFLIS, C., GUDINCHET, F., MICHELI, J. L., WELSCH, C., ARNAUD, M. J., JEQUIER, E.: Energy expenditure and whole body protein synthesis in very

low Birth-Weight Infants. In: Mauron, J. Editor. Nutritional Adequacy, Nutrient Availability and Needs. Birkhauser, Basel, Boston, Stuttgart, 1983.

33 VERSMOLD, H., LINDERKAMP, O.: Fluid requirements in very low birth weight infants. In: Duc, G. Energy metabolism at the bedside, Konstanz, 1984.

34 WINNICK, M., NOBLE, A.: Cellular response in rats during malnutrition at various ages. Journal of Nutrition, 89, 300, 1966.

Diskussion Vortrag Micheli

Normaler respiratorischer Quotient bei SNGG

MICHELI: Der respiratorische Quotient von SNGG, die eine Glucose-Infusion erhalten, bleibt nahe bei 1. Bei den älteren metabolischen Studien von Termingeborenen wurde manchmal ein respiratorischer Quotient von 0,7 gemessen, weil diese Kinder keine Glucose-Infusion bekommen haben und ihr Fett oxydiert haben.

Proteinbedarf durch parenterale oder orale Zufuhr.

MICHELI: Er ist wahrscheinlich nicht identisch. Bei oraler Zufuhr liegt die Ausnutzung vielleicht 10 % höher, es liegen aber für SNGG keine genauen Messungen vor. Bezüglich der positiven Proteinbilanz im Verhältnis zur Proteinzufuhr muß präzisiert werden, daß diese Beziehung bei sehr hoher Proteinzufuhr wahrscheinlich nicht mehr linear ist. Außerdem spielt möglicherweise die „Qualität“ des Eiweißes (Human-Protein oder Casein-Hydrolysat oder Lactalbumin) eine Rolle bei der Verwertung.

Unterernährung und Hirnschäden

CALAME, Lausanne: Im Rahmen einer Lausanner Untersuchung (Micheli, Ref. 5) wurde bei unter- und normalgewichtigen Frühgeborenen ohne intrauterine Schäden oder neonatale Probleme eine intrauterine Wachstumsverzögerung, verursacht allein durch fetale Unterernährung, nicht mit erhöhtem Hirnschaden in Verbindung gebracht. Die schlechte Prognose für kleine Frühgeborene, die von anderen Forscherteams beobachtet wurden, scheint mit dem erhöhten Auftreten intrauteriner Infektionen und perinataler Probleme bei den untersuchten Kindern zusammenzuhängen.

Mindest-Proteinbedarf

MICHELI: Eine Proteinaufnahme von 0,5 g/kg mit 40 bis 50 cal/kg/Tag verhindert eine negative Proteinbilanz. Das bedeutet, daß der Proteinabbau der Proteinsynthese entspricht und daß das Kind nichts von seinem Gesamtprotein verliert. Bei dieser Ernährung verliert es möglicherweise Gewicht, weil mehr Kalorien zur Verhinderung eines Gewichtsverlustes als eines Proteinverlustes nötig sind.
Ich mache mir keine allzu großen Sorgen über Hirnschäden infolge kurzzeitiger niedriger Proteinaufnahme. Wir wissen, daß selbst einige Wochen intrauterine Unterernährung die spätere Entwicklung nicht beeinflussen (Micheli, Ref. 5, 22).

Die optimale Ernährung von Frühgeborenen mit sehr niedrigem Geburtsgewicht

Protein, Fett und Kohlenhydrat

J. Senterre, J. Rigo

Wegen der schnellen Entwicklung der anabolen Vorgänge und des Hirnwachstums braucht kein Patient dringender eine optimale Ernährung als das Frühgeborene mit sehr niedrigem Geburtsgewicht (SNGG). Der Nahrungsbedarf dieser Kinder wird jedoch nach wie vor diskutiert. Das Komitee für Ernährung der American Academy of Pediatrics[1] hat festgelegt: „Die optimale Nahrung für SNGG-Kinder kann als eine solche definiert werden, die eine dem letzten Drittel der intrauterinen Entwicklung entsprechende Wachstumsrate aufrechterhält, ohne dabei belastend auf die noch in der Entwicklung befindlichen Stoffwechsel- und Ausscheidungssysteme zu wirken." Ziegler et al. haben im Foetus den Einbau der Nährstoffe im Gewebe unter Berücksichtigung der Verluste durch Urin und Haut und dem Ausmaß der Resorption ausgerechnet, um daraus den theoretischen Nährstoffbedarf von Kindern unterschiedlichen Gestationsalters abzuleiten. Diese Berechnungen weisen darauf hin, daß Frauenmilch und viele Formulanahrungen zu kleine Mengen an Protein und bestimmten Mineralien aufweisen, um Wachstumsraten aufrechtzuerhalten, die mit den intrauterinen vergleichbar sind. Hingegen haben Räihä, Gaull und Mitarbeiter,[3, 4] berichtet, daß mit gepoolter Frauenmilch ernährte Frühgeborene weniger häufig eine metabolische Azidose, niedrigere Harnstoff-, Stickstoff- und Ammoniakwerte im Blut, sowie seltener Plasma-Aminosäure-Konzentrationsabweichungen aufweisen

101

als solche, die mit Formulas ernährt wurden, die mehr Protein enthalten. Mit diesem Referat wollen wir einige Richtlinien zum Nahrungsbedarf von SNGG aufstellen, die auf mehr als 200 Stoffwechselbilanzuntersuchungen bei Frühgeborenen in den letzten zehn Jahren beruhen.

Protein

Vier Hauptfaktoren bestimmen die Qualität und die Quantität des Proteinbedarfs;
a) Bedarf für die Aufrechterhaltung des Proteinumsatzes;
b) Bedarf für das normale Wachstum;
c) Entwicklung des Aminosäurenstoffwechsels und der Nierenfunktion;
d) Energiereserve im Wachstum.
Die Proteinzufuhr muß Aminosäuren liefern, um den Stickstoffverlust aus dem Proteinumsatz zu ersetzen. Nach den Untersuchungen von Pencharz[5] werden von den Frühgeborenen mindestens 12 g Protein/kg/Tag katabolisiert und resynthetisiert. Dieser Proteinumsatz beträgt 10 % des gesamten Körperproteins und liegt drei- bis viermal über dem bei Kindern oder Jugendlichen gemessenen. Wenn man einen Wirkungsgrad der Aminosäurenverwertung von 96 % annimmt, beträgt die zur Kompensation des Proteinumsatzes benötigte Proteinzufuhr 0,5 g Protein oder 80 mg Stickstoff/kg/Tag.
Der Proteinbedarf für die Synthese neuen Gewebes kann aufgrund chemischer Analysen menschlicher Feten verschiedenen Gestationsalters geschätzt werden. Die mittlere Stickstoffakkumulation zwischen 26 und 36 Gestationswochen liegt bei etwa 300 mg/kg/Tag oder 2 % der Gewichtszunahme; das entspricht ungefähr 1,8 g Protein/kg/Tag für eine Gewichtszunahme von 15 g/kg/Tag.[6] Die einem SNGG-Kind zu verabreichende Menge an Protein zur Erreichung einer Stickstoffeinlagerung, die der intrauterinen gleichkommt, hängt von der Verdaulichkeit und Verwertbarkeit der gegebenen Proteine ab. Unsere Stoffwechselbilanzen[7] zeigen, daß die Netto-Protein-Resorptionskoeffizienten bei Frauenmilch zwischen 81 % und 87 % liegen, dagegen bei Formulas 86 — 94 %. Die offensichtlich schlechtere Verdaulichkeit der Frauenmilchproteine ist möglicherweise auf die schlecht abbaubaren IgA-Immuno-

Tabelle 1: Stickstoffbilanzen bei SNGG-Kindern, die mit Frauenmilch (FM) oder mit experimentellen isokalorischen Formulas (IF) mit unterschiedlichen Proteingehalten ernährt wurden.

	FM (n=20)	IF 1 (n=20)	IF 2 (n=20)	IF 3 (n=20)
N Aufnahme, mg/kg/Tag	424 ± 32	415 ± 26	528 ± 39	736 ± 69
N im Stuhl, mg/kg/Tag	76 ± 9	55 ± 10	54 ± 13	60 ± 9
N im Urin, mg/kg/Tag	84 ± 12	115 ± 34	182 ± 41	365 ± 57
N Einlagerung, mg/kg/Tag	264 ± 33	245 ± 30	292 ± 44	311 ± 68
N Absorption, %	82 ± 4	87 ± 3	90 ± 3	92 ± 1
N Einlagerung, %	62 ± 4	59 ± 7	55 ± 8	42 ± 7

globuline und die kurze Transitzeit zurückzuführen. Die Stickstoffausscheidung durch den Urin ist bei mit Frauenmilch versorgten SNGG-Frühgeborenen am geringsten (80 mg/kg/Tag). Bei Formula-Ernährten ist sie von der Stickstoffaufnahme abhängig und steigt bis auf das Vierfache des bei Frauenmilch beobachteten Wertes an, wenn die Proteinzufuhr von 2,5 auf 5 g/kg/Tag gesteigert wird. Die Stickstoffeinlagerung beträgt etwa 250 mg/kg/Tag bei Kindern, die Frauenmilch oder eine Niedrigproteinformula bekommen, und erreicht auch nur 320 mg/kg/Tag bei Ernährung mit einer Hochproteinformula. Daraus folgt, daß die Koeffizienten der Netto-Proteinverwertung (N-Einlagerung, N-Aufnahme) im umgekehrten Verhältnis zur Proteinaufnahme stehen. Das bedeutet, daß bei übermäßiger Proteinzufuhr ein größerer Teil oxidiert wird und als Energiequelle dient (Tabelle 1).

Eine Schlüsselstellung bei der Proteinverwertung nimmt tatsächlich die zum Wachstum zur Verfügung stehende Energie ein. Bei einer vorgegebenen Zufuhr hängt die Proteineinlagerung vom katabolen und anabolen Zustand der Kinder ab. So ist zum Beispiel bei einer Zufuhr von 3 g Protein/kg/Tag oder 500 mg Stickstoff-/kg/Tag die Stickstoffeinlagerung viel größer bei einem Kind mit intrauteriner Wachstumsverzögerung als bei einem gestreßten Frühgeborenen mit Septikämie (Abb. 1).

Andererseits ist die Stickstoffeinlagerung bei einer festgelegten Zufuhr auch von der für das Wachstum zur Verfügung stehenden Energie abhän-

 Schematische Darstellung der Auswirkungen des katabolen und anabolen Zustandes auf das Verhältnis von Stickstoffeinlagerung zu Stickstoffaufnahme bei SNGG-Frühgeborenen.

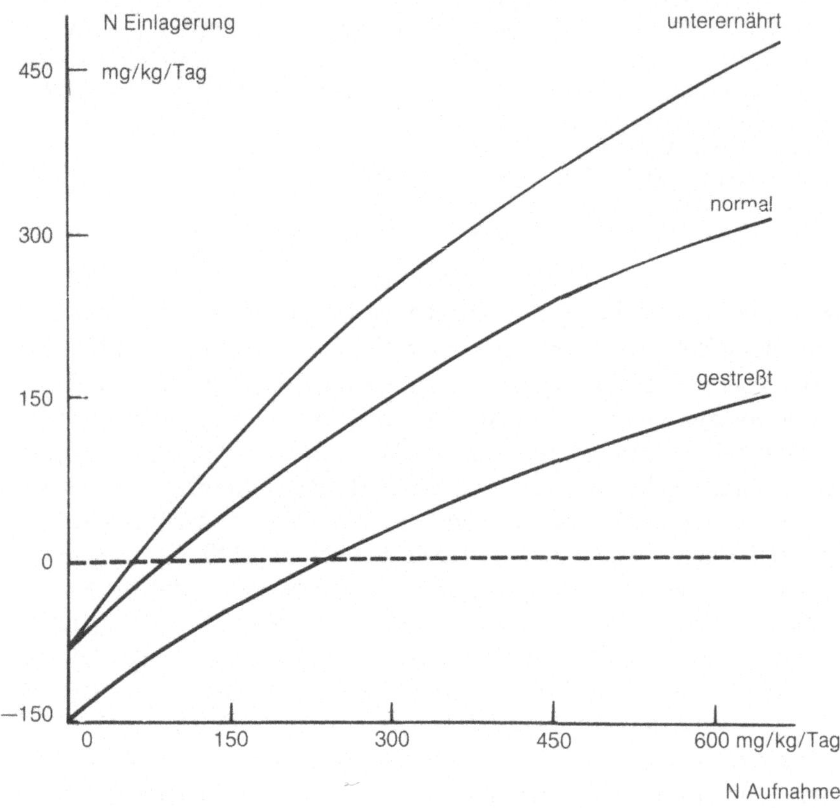

gig. Bei geringer Energieaufnahme ist die Stickstoffeinlagerung ungeachtet der Proteinaufnahme niedrig. Wenn aber die Energiezufuhr steigt, steht das aufgenommene Protein mehr und mehr für das Wachstum zur Verfügung, und die Stickstoffeinlagerung verbessert sich (Abb. 2). Deshalb kann eine optimale Proteinversorgung nur in Verbindung mit den Kalorien definiert werden, die für das Wachstum zur Verfügung stehen.

Abb. 2: Schematische Darstellung der Auswirkungen der Kalorienauf-
nahme auf das Verhältnis von Stickstoffeinlagerung zu Stickstoffaufnahme bei SNGG-Frühgeborenen.

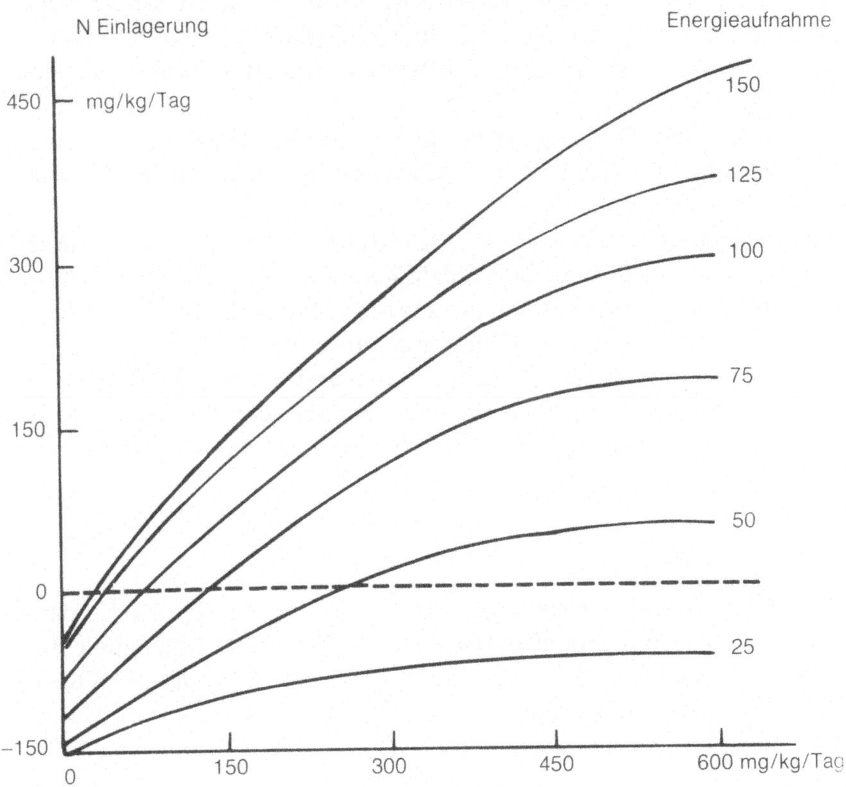

Deren Menge hängt von der Kalorienzufuhr, von der Resorption im
Darm und vom Energieverbrauch ab. Bei isokalorisch ernährten Kindern
mit niedrigem Geburtsgewicht ist die zur Verfügung stehende Energie
hauptsächlich abhängig von der Schwere der Steatorrhoe. Unsere Untersuchungen zeigen bei allen Gruppen ein positives lineares Verhältnis zwischen der Stickstoffeinlagerung und den resorbierten Kalorien. Die Stei-

105

gung der Korrelationsgeraden ist jedoch stärker bei den Kindern mit hoher Proteinzufuhr. Das bedeutet, daß — unabhängig von der Proteinaufnahme — eine niedrige Kalorienzufuhr der Stickstoffeinlagerung Grenzen setzt, während bei hoher Kalorienzufuhr die Stickstoffeinlagerung von der Proteinzufuhr beeinflußt wird (Abb. 3). Vor dem Hintergrund dieser Daten führten wir Stoffwechselbilanzstudien bei Frühgeborenen durch, die mit 530 mg N oder 3,3 g Protein/kg/Tag aus einer mit halbelementarer Diät angereicherten Frauenmilch (FM), einer Frauenmilchformula aus lyophilisierter Milchbank-Frauenmilch (FMF), oder einer SNGG-Formula versorgt wurden (SNGG-F).
Stickstoffeinlagerungen (340 mg/kg/Tag) ähnlich den Akkumulationsraten in utero wurden mit allen drei Milcharten erzielt. Die Stickstoffausscheidungen im Urin (110 mg/kg/Tag) lagen nur geringfügig über denen bei Frauenmilch oder der Niedrigproteinformula (8—10) (Tab. 2).
Wenn Frühgeborene ausschließlich parenteral ernährt werden, ist die Stickstoffeinlagerung in ähnlicher Weise mit der Stickstoff- und Energieaufnahme verbunden. Nach unseren Erfahrungen kann ein angemesse-

Tabelle 2: Mittlere Werte aus Stickstoffbilanzen bei SNGG-Kindern, die mit gepoolter Frauenmilch (FH), einer Frauenmilchformula (FMF) oder einer speziellen Formula (SNGG-F) ernährt wurden.

		FM (n=10)	FMF (n=10)	SNGG-F (n=10)
N Aufnahme	(mg/kg/Tag)	410	553*	542*
N Stuhl	(mg/kg/Tag)	75	105*	67**
N Urin	(mg/kg/Tag)	81	132*	119*
N Einlagerung	(mg/kg/Tag)	254	317*	356*
N Absorption	(%)	82	81	88***
N Einlagerung	(%)	62	57	66**

* P < 0.05 im Vergleich zu FM

106

Abb. 3: Verhältnis von Stickstoffeinlagerung und resorbierter Energie bei mit zwei Milcharten (3 g oder 4, 3 g Proteine/kg/Tag) ernährten Frühgeborenen.

N Einlagerung
mg/kg/Tag
500
400
300
200
100
r: 0,63
p< 0.001
r: 0,52
p< 0,001
3.0 ± 0.3 g Proteine/kg/Tage
4.3 ± Proteine/kg/Tage
80
100
120
140
kcal/kg/Tag
ENERGIE-BILANZ (Aufnahme minus Verlust durch Stuhl)

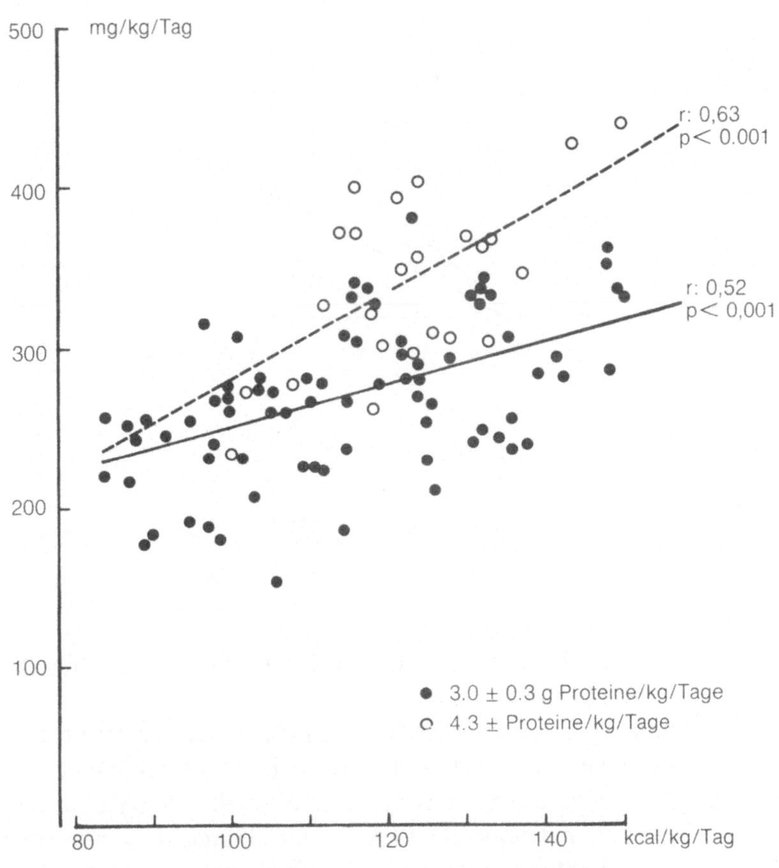

107

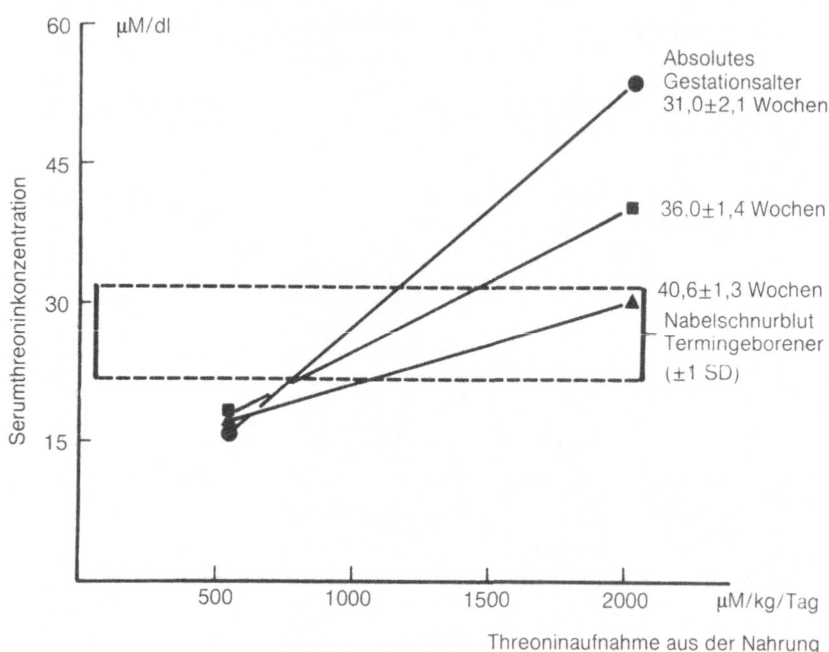

Abb. 4: Einfluß des absoluten Gestationsalters auf das Verhältnis von Serumthreoninkonzentration zu Threoninaufnahme bei oral oder parenteral ernährten Neugeborenen.

ner Stickstoffaufbau durch die Infusion von 3 g Aminosäure/kg/Tag und 100 bis 110 kcal/kg/Tag erreicht werden.

Es wurde deutlich gezeigt, daß bei SNGG-Kindern eine zu hohe Proteinaufnahme wegen verschiedener noch unreifer Enzymsysteme und einer niedrigen Glomeruluminfiltrationsrate zu einer gefährlichen Akkumulation von Aminosäuren, Harnstoff und Ammoniak führen kann. Wir haben schon früher die Faktoren aufgezeigt, die die Serum-Aminosäurekonzentration bei 163 SNGG-Kindern beeinflußten, die entweder parenteral oder oral mit Frauenmilch oder adaptierten Formulamilchen ernährt wurden.[11-14] Diese Untersuchungen zeigen, daß der Stoffwechsel von Threonin, schwefelhaltigen und aromatischen Aminosäuren bei Früh-

108

Abb. 5: Verhältnis von Serumphenylalaninkonzentration zu Phenylalaninaufnahme bei oral oder parenteral ernährten Frühgeborenen.

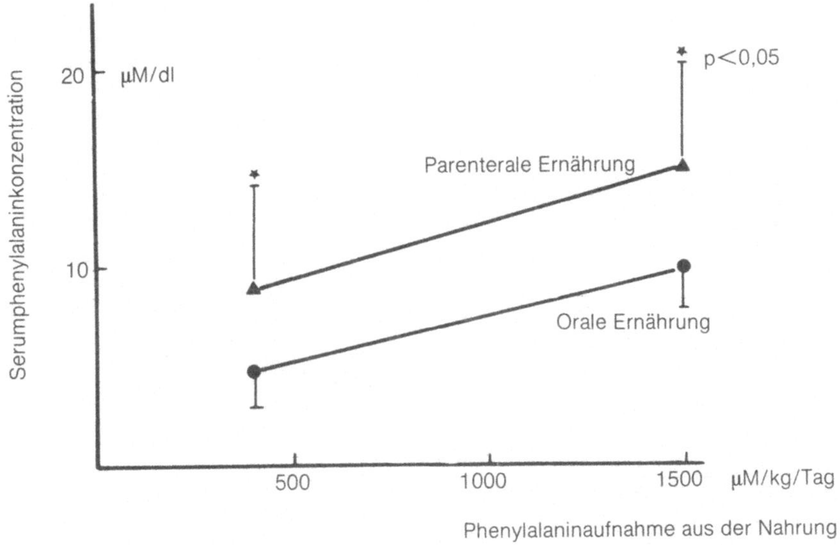

geborenen vermindert ist, während der von verzweigtkettigen Aminosäuren gesteigert ist.

Der Threoninstoffwechsel ist wahrscheinlich so gering wegen der schwachen Aktivität der Serin-Threonin-Dehydratase, dem hauptsächlich für den Threoninstoffwechsel verantwortlichen Enzym[12] (Abb. 4). Auch der Stoffwechsel der aromatischen Aminosäuren ist bei Frühgeborenen vermindert. Im Verlauf unserer Untersuchungen war bei vergleichbarer Zufuhr die Serum-Phenylalaninkonzentration bei parenteral ernährten Frühgeborenen höher als bei oral ernährten (Abb. 5). Der Grund dafür könnte die Umgebung der Pfortader während der parenteralen Ernährung und möglicherweise auch eine Zunahme der Enzymtätigkeit in der Leber sein. Bei parenteraler Ernährung ist die Tyrosinzufuhr wegen dessen schlechter Löslichkeit gering. Nichtsdestoweniger sind die Serum-Tyrosinspiegel von parenteral ernährten Frühgeborenen ähnlich denen

Abb. 6: Darstellung der Tatsache, daß keine Beziehung zwischen Serumtyrosinkonzentration und Tyrosinaufnahme bei oral (schwarze Punkte) oder parenteral (weiße Punkte) ernährten NGG-Kindern besteht.

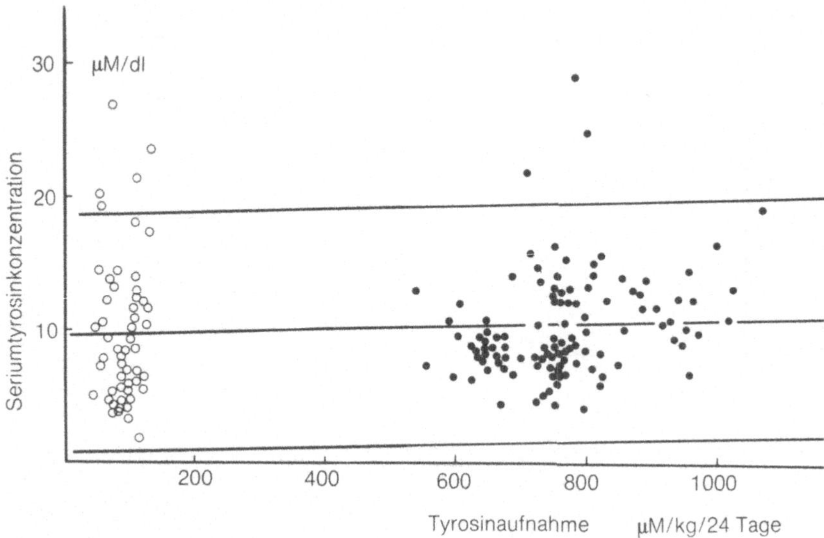

von oral ernährten (Abb. 6). Deshalb scheint die Phenylalanin-Hydroxylasetätigkeit genügend, und Tyrosin muß für Frühgeborene eher als eine semiessentielle denn als eine essentielle Aminosäure angesehen werden.

Bei Frühgeborenen ist der Stoffwechsel der schwefelhaltigen Aminosäuren wegen der schwachen Zystathionase- und Zystein-Sulfinsäure-Decarboxylase-Tätigkeit vermindert. Bei parenteraler Ernährung ist die Zystinzufuhr wegen dessen schlechter Löslichkeit gering. In unserer Studie war der Anstieg der Serum-Methioninkonzentration bei parenteraler Ernährung weniger ausgeprägt als bei oraler.[11] Die Serum-Zystinkonzentration stand im Zusammenhang mit der Serum-Methioninkonzentration. Bei niedriger Serum-Methioninkonzentration (2 µmol/dl) war der Zystinspiegel bei parenteraler Ernährung jedoch niedriger als bei oraler. Im Gegensatz dazu war der Zystinspiegel gleich hoch bei beiden Ernährungsweisen, wenn der Serum-Methioninspiegel hoch war (6 μmol/dl). Diese Beobachtungen lassen darauf schließen, daß die Zystathionasetätigkeit sogar bei sehr unreifen Frühgeborenen ausreicht, einen angemessenen Zystinspiegel aufrechtzuerhalten, wenn die Methioninzufuhr ausreichend ist.

Eine niedrige Lysinkonzentration sogar bei starker Proteinaufnahme deutet auch darauf hin, daß entweder der Lysinbedarf Frühgeborener sehr hoch ist, oder daß der Lysingehalt der Formulanahrung wegen einer Maillard-Reaktion bei der Wärmebehandlung nicht vollständig verfügbar ist.

Aus all den Untersuchungen zu Protein- und Aminosäurestoffwechsel ziehen wir den Schluß, daß bei adäquater Energiezufuhr die optimale Proteinaufnahme für oral ernährte Frühgeborene mit geringem Geburtsgewicht etwa 3,2 g (500 mg Stickstoff)/kg Körpergewicht/Tag beträgt, wovon essentielle Aminosäuren 53 % ausmachen.

In der Praxis ist es unmöglich, Bilanzstudien bei allen Frühgeborenen durchzuführen. Wir haben jedoch ein sehr gutes Verhältnis zwischen dem Harnstoffspiegel im Blut und der Stickstoffausscheidung im Urin beobachtet.

Deshalb haben wir am Krankenbett die Proteinversorgung anhand der Harnstoffkonzentration im Blut zu überwachen.

Fünf Grundsituationen müssen unterschieden werden.

a) Normale Gewichtszunahme mit Harnstoffkonzentration unter 20 mg/dl: Die Diät ist adequat.

b) Normale Gewichtszunahme mit Harnstoffkonzentration über 20 mg/dl: Die Diät ist inadequat, die Proteinzufuhr muß vermindert werden.

c) Ungenügende Gewichtszunahme mit Harnstoffkonzentration unter 20 mg/dl: Die Diät ist inadequat, die Proteinzufuhr muß erhöht werden.

d) Ungenügende Gewichtszunahme mit Harnstoffkonzentration über 20 mg/dl: Die Diät ist inadequat, die Kohlenhydratzufuhr muß erhöht werden.

e) Ungenügende Gewichtszunahme mit Harnstoffkonzentration um 20 mg/dl: Nach weiteren Ursachen der schlechten Gewichtszunahme suchen, oder Protein und Kohlenhydrate zusammen erhöhen.

Kohlenhydrate

Es ist wohlbekannt, daß sich beim Feten die Bürstensaum-Laktaseaktivität später entwickelt und geringer ist als die Maltaseaktivität. Darüber hinaus zeigt sich erst mehrere Monate nach der Geburt eine signifikante Aktivität der Pankreas Alpha-Amylase. Deshalb stellt sich die Frage, bis zu welchem Ausmaß Frühgeborene Laktose- und Glukosepolymere zu verdauen in der Lage sind. Orale Laktosetoleranztests deuten darauf hin, daß die intestinale Laktosehydrolyse bei NGG-Kindern in der frühen neonatalen Phase vergleichsweise vermindert ist.[15] Jedoch zeigen nach zehn Lebenstagen orale Laktose-, Maltose- oder Saccharosetoleranztests einen vergleichbaren Anstieg des Blutzuckers bei Frühgeborenen mit einem mittleren Geburtsgewicht von 1,5 kg.[16] Atkinson et al.[17] haben Stoffwechselbilanzstudien bei SNGG-Kindern durchgeführt, die entweder mit Muttermilch oder einer Formula gefüttert wurden, und fanden am Ende der ersten und der zweiten Lebenswoche eine Nettolaktoseresorption von 97 bis 99 %. Allerdings liefern Stoffwechselbilanzstudien keinen genauen Index der Laktoseresorption, weil die Darmflora in den Dickdarm gelangte Laktose umzusetzen vermag.[18] Eine vergleichbare glykämische Reaktion auf Maltodextrine oder orale Laktosetoleranztests wurde bei zwei bis drei Wochen alten Frühgeborenen beobachtet, während die Plasmainsulinreaktion nach der Verabreichung von Glukosepolymere wesentlich niedriger war.[19]

Unsere Stoffwechselbilanzstudien bei SNGG-Kindern haben gezeigt, daß 80 bis 97 % der Maisstärke (3,6 g/kg/Tag) resorbiert wird. Die gute Resorption von Glukosepolymeren trotz Mangel an pankreatischer Alpha-Amylase ist wahrscheinlich auf die Aktivität der Speichelamylase und der Bürstensaum-Glukoamylase zurückzuführen, die nachgewiesenermaßen schon bei der Geburt aktiv sind.[21]

Man kann daraus schließen, daß Frühgeborene nur in den ersten Lebenstagen eine verringerte Fähigkeit zur Laktosehydrolyse haben. Zur Hydrolyse von Saccharose, Maltose und Glukose-Oligosacchariden sind sie sehr wohl in der Lage, wohingegen die Stärkeverarbeitung etwas eingeschränkt ist. In der Praxis muß die Laktose, die positive Auswirkungen auf die Resorption von Mineralien und die Zusammensetzung der Darm-

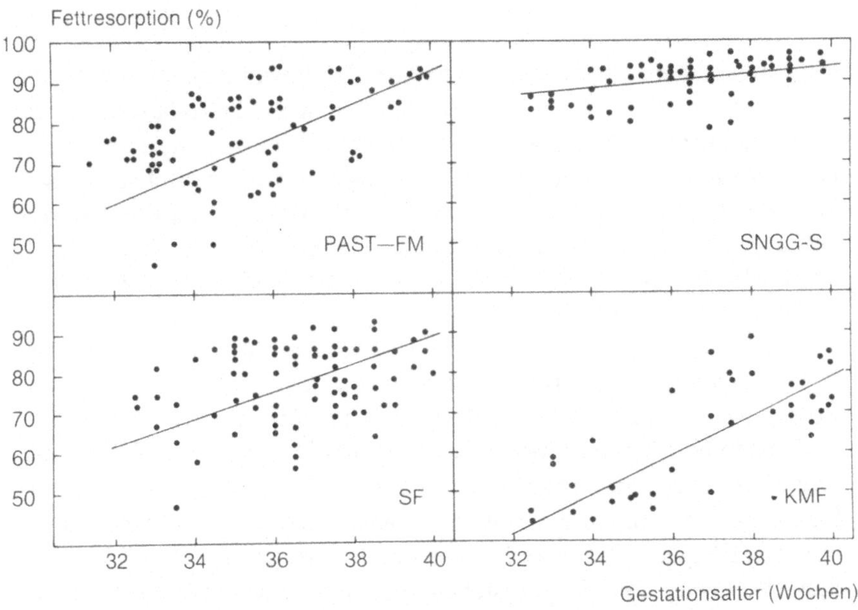

Abb. 7: Nettofettresorption im Zusammenhang mit dem Gestationsalter bei SNGG-Kindern, die entweder mit pasteurisierter Frauenmilch (PAST-FM), mit Säuglingsformula (SF), mit SNGG-Säuglingsformulas mit 40 % MCT (SNGG-F), oder mit Kuhmilch-Fettformulas (KMF) ernährt wurden.

flora hat, die Hauptquelle für Kohlenhydrate in der Nahrung von NGG-Kindern sein. Maltodextrine mit ihrer schwachen osmotischen Aktivität sind geeignet, die Kohlenhydratzufuhr nach Wunsch zu steigern.

Bei der ausschließlich parenteralen Ernährung muß der größte Teil der Kalorien durch Kohlenhydrate geliefert werden. Jedoch wird bei SNGG in der ersten Lebenswoche häufig eine Hyperglykämie auf Grund mangelnder Sekretion und/oder Resistenz gegenüber Insulin festgestellt. Eine Hyperglykämie tritt häufiger bei Glukoseinfusion auf als bei Verabreichung der gleichen Menge an Kohlenhydraten auf teilweise oralem und intravenösem Wege. Dies deutet darauf hin, daß gastro-intestinale Hormone bei der Glukosehomöostase eine wichtige Rolle spielen.

113

Eine kontinuierliche Insulininfusion kann bei SNGG-Kindern die intravenöse Glukosetoleranz schnell erhöhen. Die Insulindosen zur Aufrechterhaltung der Normoglykämie waren jedoch sehr unterschiedich: zwischen 1/100 und 1/10 einer Einheit/kg/h.

Fett

Eine ungenügende Fettresorption tritt bei Frühgeborenen mit niedrigem Geburtsgewicht häufig auf.[22] Unsere Ergebnisse aus Fettbilanzen bei mit unterschiedlicher Milch gefütterten Frühgeborenen zeigen, daß sich die Fettresorption mit Zunahme des Gestationsalters verbessert. Das Fett aus gepoolter pasteurisierter Frauenmilch wird nicht besser resorbiert als das Fett aus den meisten Säuglingsformulas. Andererseits wird Fett aus den SNGG-Formulas mit 40 % MCT gut, Fett aus Kuhmilch dagegen nur schlecht absorbiert (Abb. 7).

Die Analyse jeder Fettsäure in der Milch und im Stuhl durch Gas-Flüssigkeitschromatographie zeigt, unabhängig von der Art der Milch, daß der Resorptionskoeffizient umso schlechter ist, je größer die Kettenlänge der gesättigten Fettsäuren ist, wobei ungesättigte Fettsäuren wie Ölsäure und Linolsäure viel besser resorbiert werden als ihr gesättigter Gegenpart, Stearinsäure (Abb. 8). Watkins et al. haben gezeigt,[22] daß Gallensäurevorrat und -syntheserate bei Frühgeborenen viel geringer ist als bei Termingeborenen. Als Folge davon liegt die Gallensalzkonzentration in der duodenalen Flüssigkeit bei SNGG sehr oft zu tief, was die schlechtere Resorption langkettiger gesättigter Fettsäuren erklärt.

Ein weiterer Faktor der ungenügenden Fettresorption bei SNGG-Kindern ist die sehr geringe Pankreas-Lipasetätigkeit, die zu verminderter duodenaler Triglyzerid-Hydrolyse führt. Mit Hilfe der Dünnschichtchromatographie beobachteten wir, daß etwa 50 % des Fettes im Stuhl neutrale Lipide sind.

Wie kann man die Fettresorption bei SNGG verbessern? Zuerst einmal indem man rohe anstelle von pasteurisierter Frauenmilch verwendet. Frische Frauenmilch enthält nämlich eine sehr aktive gallensalzstimulierte Lipase, die bis zur Hälfte der gesamten Lipase- und Esterasetätigkeit im Duodenum Frühgeborener beisteuern kann. Zudem wurde gezeigt, daß

Abb. 8: Nettoresorption der hauptsächlichen Fettsäuren bei NGG-Kindern, die mit pasteurisierter Frauenmilch, verschiedenen Neugeborenenformulas oder Kuhmilch-Fettformulas ernährt wurden.

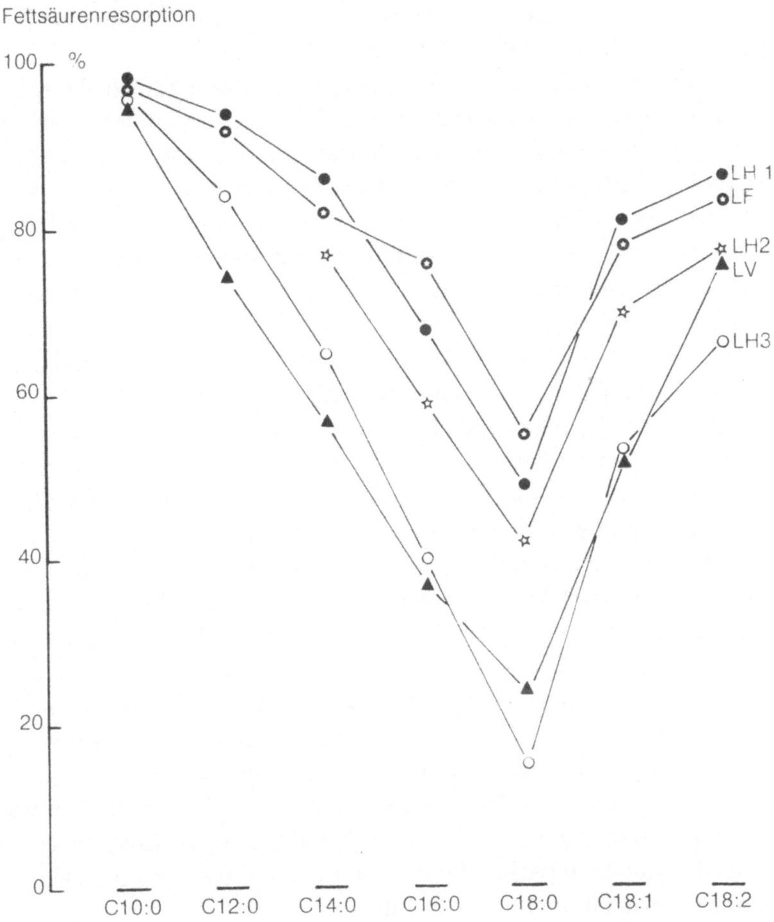

115

die intraluminale Konzentration und die Vorratsmenge der Gallensalze bei mit frischer Frauenmilch ernährten Frühgeborenen größer waren als bei mit Formula ernährten. Den praktischen Vorteil der Ernährung mit nicht wärmebehandelter Frauenmilch haben Williamson et al.[23] bewiesen. Einzig ein Zusetzen von einem Teil roher Frauenmilch zu Formulanahrungen oder zu gepoolter pasteurisierter Frauenmilch kann ebenfalls die Fettresorption von SNGG-Kindern verbessern.

Die besonderer Struktur der Triglyzeride der Frauenmilch-Palmitinsäure, die vorwiegend an der zweiten Stelle des Glyzerinmoleküls esterisiert ist — scheint von geringerer Bedeutung zu sein. Im Gegensatz zur Pankreas-Lipase hydrolisiert die Frauenmilchlipase alle drei Esterbindungen der Triglyzeride. Zudem ist gezeigt worden, daß 2-Monopalmitat nicht unbedingt besser als Palmitinsäure resorbiert wird, wenn die Konzentration von Gallensalzen im Duodenum gering ist.[22]

Daraus folgt, daß eine ungenügende Fettresorption zu relativ großen Energieverlusten im Stuhl von SNGG-Kindern führen kann. Durch die Verwendung von frischer Frauenmilch oder Formulas, die mittelkettige Triglyzeride enthalten, kann die Steatorrhoe minimalisiert werden.

Der Stoffwechsel infundierter Lipide ist dem von Chylomicronen ähnlich. Die Clearance der Triglyzeride hängt von der Lipoproteid-Lipasetätigkeit ab. Die freien Fettsäuren werden in der Leber wiederaufbereitet, im Fettgewebe gespeichert oder im Muskelgewebe umgesetzt, was zum Transport in die Mitochondrien Karnitin erfordert. Mehrere Untersuchungen haben gezeigt, daß die Clearance infundierter Lipide bei SNGG-Kindern und besonders bei für ihr Gestationsalter zu kleinen Frühgeborenen reduziert ist.[24] In der Praxis hat die Lipidinfusion den Vorteil einer hohen Kalorienzufuhr bei einer isotonischen Lösung und einer Versorgung mit essentiellen Fettsäuren. Jedoch müssen die Lipide progressiv von 0,5 bis 2 g/kg/Tag durch Dauerinfusion unter Überwachung der Lipämie gegeben werden. Die Möglichkeit, die Clearance von Triglyzeriden durch Heparin oder die von freien Fettsäuren durch Karnitin zu verbessern, ist noch nicht etabliert.

116

Abb. 9: **Prozentsatz der resorbierten Energie, der entweder oxydiert oder gespeichert wird, bei mit gepoolter Frauenmilch oder mit einer Frühgeborenenformula mit 40 % MCT-Fettanteil ernährten Frühgeborenen.**

Gespeicherte Energie %
EIWEISS
FETT
K 4
KH
80
60
40
20
0
20
40
60
80
Oxydierte Energie %
Frauenmilch (gepoolt)
Frühgeborenenformula

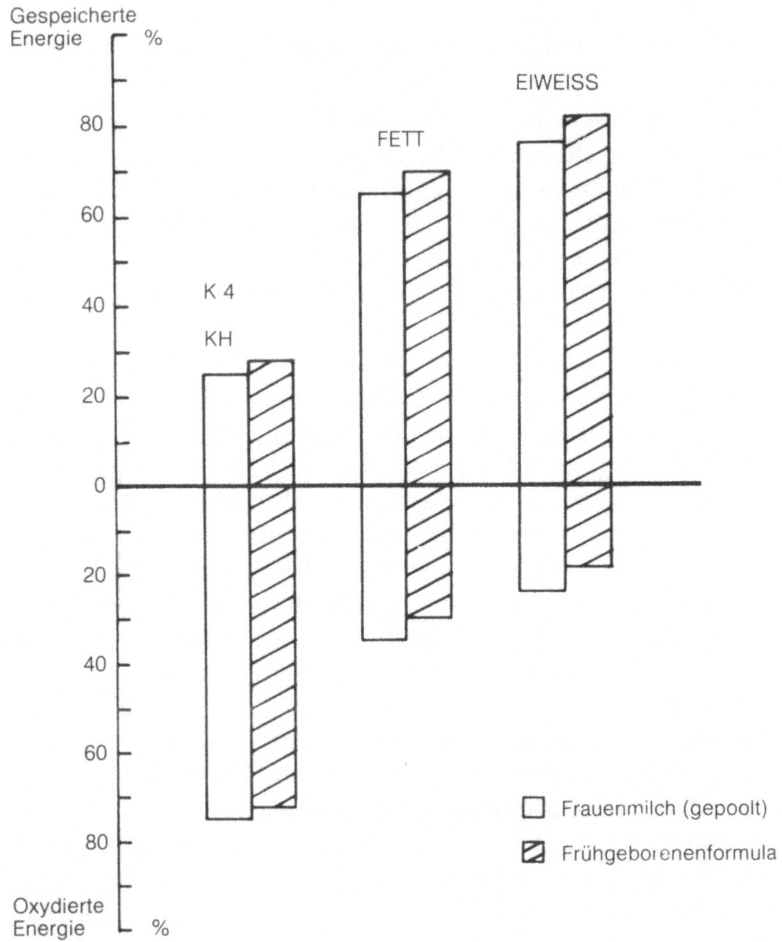

117

Energie

Wie schon erwähnt, haben wir, um den Verbleib der absorbierten Energie abzuschätzen, Stoffwechselstudien und indirekte Kalorimetriemessungen bei zwei Gruppen von SNGG-Kindern durchgeführt, die entweder mit gepoolter Frauenmilch oder mit einer SNGG-Formula ernährt wurden.[25] Die Energieaufnahme schwankte zwischen 100 und 130 kcal/kg/Tag.

Bei allen Frühgeborenen wurden etwa 50 % der resorbierten Energie für das Wachstum gespeichert, und die anderen 50 % für Energieverbrauch und und Wachstumsenergieverbrauch konsumiert. Wie Abb. 9 zeigt, wurden bei beiden Gruppen 80 % des resorbierten Stickstoffs zur Bildung neuen Gewebes verwendet. Etwa 75 % der Kohlenhydrataufnahme wurden oxydiert und 25 % wahrscheinlich als Fett gespeichert. Bei Fett war es umgekehrt: 35 % wurden oxidiert und 65 % gespeichert. Bei der Fettumsetzung gab es keine Unterschiede, obwohl in der Formula 40 % des Fettes MCT war. Die SNGG-Kinder, die mit Frauenmilch ernährt wurden, hatten eine geringere Gewichtszunahme zu verzeichnen, als die mit Formulanahrung versorgten. Jedoch betrug die bei beiden Gruppen gespeicherte Energie 3 kcal/g Gewichtszunahme, während der Wachstumsenergieaufwand mit 1 kcal/g Gewichtszunahme geschätzt wurde. Die Proteineinlagerung war mit 10 bis 12 % der Gewichtszunahme mit den Werten vor der Geburt vergleichbar, wohingegen die Fetteinlagerung doppelt so groß wie in utero war. Biopsien der Fettgewebe zeigten, daß im Vergleich mit einem Termingeborenen diese verstärkte Fettablagerung mit einer Zellenvermehrung und einem niedrigeren Lipidgehalt der Fettzellen zusammenhingen.[26] Die Insulinreaktion könnte bei dieser wichtigen Fettakkumulation und Fettzellenvermehrung in der postnatalen Lebensphase eine Rolle spielen.
Wir ziehen den Schluß, daß von NGG-Kindern eine ganze Reihe neuer Erkenntnisse über den Stoffwechsel im Hinblick auf parenterale und enterale Ernährung bei SNGG in den letzten zehn Jahren zusammengetragen wurde. Es gibt eine gewisse Übereinstimmung hinsichtlich des Bedarfs an Protein, Fett und Energie. Die optimale Zusammensetzung von Aminosäurelösungen für diese Kinder muß jedoch noch definiert werden.

Nicht nur die Quantität, sondern auch die Qualität des Wachstums wird mittlerweile untersucht. Diese Untersuchungen zeigen, daß es schwer, wenn nicht gar unmöglich ist, das intrauterine Wachstum bei Frühgeborenen nachzuahmen, besonders wegen der Neigung zu großer Fettanlagerung nach der Geburt.

Literaturverzeichnis

1 AMERICAN ACADEMY OF PEDIATRICS: Committee on Nutrition. Nutritional needs of low-birth-weight infants. Pediatrics 60:519—30, 1977.
2 ZIEGLER, E.E., BIGA, R.L., FOMON, S.J.: Nutritional requirements of the premature infant. In: Suskind RM, ed. Textbook of pediatric nutrition. New York: Raven Press, 29—39, 1981.
3 RÄIHA, N. C. R., HEINONEN, K., RASSIN, D. K., GAULL, G. E.: Milk protein quantity and quality in low-birth-weight infants. I. Metabolic responses and effects on growth. Pediatrics 57:659—74, 1976.
4 RASSIN, D. K., GAULL, G. E., HEINONEN, K., RÄIHÄ, N. C. R.: Milk protein quantity and quality in low-birth-weight infants. II. Effects on selected aliphatic aminoacids in plasma and urine. Pediatrics 59:407—22, 1977.
5 PENCHARZ, P. B., MASSON, M., DESGRANGES, F., PAPAGEORGIOU, A.: Total-body protein turnover in human premature neonates: Effects of birth weight, intrauterine nutritional status and diet. Clin Sci 61:207—15, 1981.
6 SHAW, J. C. L.: Parenteral nutrition in the management of the sick low birth-weight infant. Pediatr. Clin N Amer 20:333—58, 1973.
7 SENTERRE, J.: Nitrogen balances and protein requirements of preterm infants. In: Visser HKA, ed. Nutrition and metabolism of the fetus and infant. The Hague: Martinus Nijhoff Publishers, 195—212, 1979.
8 SENTERRE, J., RIGO, J.: Protein requirements of low birth-weight infants. In: Monset-Couchard M., Minkowski, a., eds. Physiological and biochemical basis for perinatal medicine. Basel: Karger, 125—32, 1981.
9 SENTERRE, J.: Nitrogen, fat and mineral balance studies in low birth-weight infants fed banked human milk or an experimental formula. In: Stern, L., ed. Intensive care in the newborn. IV. New York: Masson, 89—95, 1983.
10 SENTERRE, J., VOYER, M., PUTET, G., RIGO, J.: Nitrogen, fat and mineral balance studies in preterm infants fed bank human milk, a human milk formula, or a low birth-weight infant formula. In: Baum, J.O., ed. Human milk processing, fractionation, and the nutrition of the low birth-weight baby. New York: Raven Press, 102—11, 1983: (Nestlé Nutrition Workshop Series; vol 3).

11 RIGO, J., SENTERRE, J.: Is taurine essential for the neonates? Biol Neonate 32:73—6, 1977.

12 RIGO, J., SENTERRE, J.: Optimal threonine intake for preterm infants fed on oral or parenteral nutrition. J. Parent Enteral Nutr 4:15—7, 1980.

13 RIGO, J., SENTERRE, J.: Amino acid requirements in preterm infants on oral or parenteral nutrition. In: Wesdorp Ric, Soeters P.B., eds. Clinical nutrition '81. Edinburgh: Churchill Livingstone, 71—7, 1982.

14 RIGO, J., SENTERRE, J.: Parenteral nutrition in the very low-birth-weight infant. In: Kretchmer, N., Minkowski, A., eds. Infant adaptation of the gastrointestinal tract and nutrition. New York: Raven Press, 191—207, 1983. Nestlé Nutrition Worthshop series, vol 3).

15 BOELLNER, S.W., BEARD, A. G., PANOS, T.C.: Impairment of intestinal hydrolysis of lactose in newborn infants Pediatrics 36:542—50, 1965.

16 JARRET, E. C., HOLMAN, G. H.: Lactose absorption in the premature infant. Arch Dis Child 41:525—7, 1966.

17 ATKINSON, S. A., BRYAN, M. H., ANDERSON, G. H.: Human milk feeding in premature infants: protein, fat, and carbohydrate balances in the first two weeks of life. J. Pediatr.99:617—24, 1981.

18 MACLEAN, W. C. JR., FINK, B. B.: Lactose malabsorption by premature infants: magnitude and clinical significance. J. Pediatr. 97:383—8, 1980.

19 CICCO, R., HOLZMAN, I.R., BROWN, D. R., BECKER, D. J.: Glucose polymer tolerance in premature infants. Pediatrics 67:498—501, 1981.

20 SENTERRE, J.: Net absorption of starch in low birth weight infants. Acta Paediatr. Scand. 69:653—7, 1980.

21 LEBENTHAL, E., LEE, P.C.: Glucoamylase and dissacharidase activities in normal subjects and in patients with mucosal injury of the small intestine. J. Pediatr. 97:389—93, 1980.

22 SENTERRE, J.: Fat absorption in the premature infant. In: Arneil GG, Metcoff J., ed. Nutrition. Borough Green, UK: Butterworth, 43—51, 1981 (BIMR Pediatrics; vol 3).

23 WILLIAMSON, S., FUNICANE, E., ELLIS, H., GAMSU, R. H.: Effect of heat treatment of human milk on absorption of nitrogen, fat, sodium, calcium and phosphorus by preterm infants. Arch Dis Child 53:555—63, 1978.

24 ANDREW, G., CHAN, G., SCHIFF, D.: Lipid metabolism in the newrate, J. Pediatr. 88:273—8, 1976.

25 PUTET, G., SENTERRE, J.: Nutrient deposit in low birth-weight infants. In: Kretchmer, N., Minkowski, A., eds. Infant adaptation of the gastrointestinal tract. New York: Raven Press 171—89, 1983. (Nestlé Nutrition Worthshop Series, vol 3).

26 BONNET, F. P., SENTERRE, J., HEUSKIN, A.: Influence of nutrition on the growth and the lipid composition of the subcutaneous gluteal fat in premature and light-for-date infants. In: Bonnet, F. P., ed. Adipose tissue in childhood. Boca Raton, F. L.: CRC Press, 97—102, 1981.

Diskussion Vortrag Senterre

Anwendung von Insulin bei SNGG.

SENTERRE: Ich wende gelegentlich Insulin an, wenn ein Kind trotz gerin-
ger Glukoseinfusion hyperglykämisch bleibt. Gewöhnlich sind dies
Kinder mit Untergewicht für Gestationsalter. Wir verabreichen eine
Dosis von 0,01 bis 0,1 Einheit/kg/Stunde unter strenger Kontrolle der
Glykämie. Diese Behandlung dauert in der Regel nicht länger als zwei
bis drei Tage.

KOMMENTARE aus dem Publikum: Insulin-Behandlung von SNGG ist
eine ziemlich aggressive Maßnahme. Für gewisse Kinder ist die Gefahr
der Hypoglykämie groß, für andere ist die Wirkung der Insulin-
Behandlung unsicher, da z. B. bei Sepsis eine Insulinresistenz vermutet wurde. Dazu ist die Langzeitwirkung der Insulin-Behandlung nicht
bekannt.

SENTERRE: Es stimmt, daß hohe Insulinspiegel im Zusammenhang mit
Infektion oder Hirnblutung gemessen wurden. In diesen Fällen ist von
einer Insulin-Behandlung abzuraten. Bei SNGG sollte die Insulin-
Behandlung sowieso die Ausnahme sein und nur dann angewendet
werden, wenn das Kind hyperglykämisch und hypokalorisch ernährt
ist. Nachuntersuchungen von mit Insulin behandelten SNGG gibt es
nicht. Eine kontrollierte Studie wäre sowieso schwierig durchzuführen.

Unterschiedliche Fettresorption bei roher und pasteurisierter Milch infolge von verminderter Lipaseaktivität durch Milch-Pasteurisierung.

SENTERRE: Die Lipase der Frauenmilch wird zerstört, wenn die Milch über 56° C erhitzt wird. Frühgeborene haben eine sehr geringe Lipaseaktivität, deshalb ist es wahrscheinlich, daß die Pasteurisierung die Ursache der verminderten Fettresorption ist. Rohe Frauenmilch ist für die Fettresorption von SNGG ideal.

Optimale Aminosäure-Lösung für parenterale Ernährung

SENTERRE: Die optimale Aminosäure-Lösung für parenterale Ernährung ist schwer zu definieren, da wir das Ziel der Aminosäurezufuhr nicht kennen. Müssen wir als ideale Plasma-Aminosäure-Konzentration die Aminosäure-Konzentration der Frauenmilch selbst oder der Termingeborenen, die mit Frauenmilch ernährt wurden, oder die Aminosäure-Konzentration des Nabelschnurblutes der Frühgeborenen selbst betrachten? Wir wissen es nicht. Die Bedeutung des Anstieges von Plasma-Aminosäure ist auch unklar. Mit Sicherheit wissen wir nur, daß Plasmaphenylalanin-Erhöhung schädlich sein kann.

DUC: Die Konzentration der Aminosäuren im Plasma ist kein Maß für die Konzentration der Aminosäure in den Zellen. Da die orale Ernährung den Hormonhaushalt des Kindes über die Darmhormone beeinflußt, können parenterale und orale Ernährung nicht nur auf Grund der Aminosäurekonzentration im Blut verglichen werden.

Glukosepolymeren in der peroralen Nahrung von SNGG.

SENTERRE: Der einzige Vorteil der Glukosepolymeren ist die niedrige Osmolarität der Lösung. Wir untersuchen zur Zeit die Kohlenhydratresorption bei SNGG; dabei vergleichen wir eine Formulanahrung mit 100 % Lactose und eine andere mit 50 % Glukosepolymeren und 50 % Lactose. Die Formulanahrung mit Glukosepolymeren ist assoziiert mit einem niedrigen Plasmainsulinspiegel. Dies könnte sich beim Aufholwachstum negativ auswirken. Zur Zeit sollte Formulanahrung

mit SNGG nicht mehr als 50 % Glukosepolymeren enthalten, bis wir
mehr darüber wissen.

Optimale Glykämie

FRAGE: Ein 900g schweres Frühgeborenes, das am 2. Tag versehentlich zu
viel Flüssigkeit bekam. Die Flüssigkeitszufuhr wurde aus diesem
Grund stark reduziert, woraufhin es am 3. Tag oligurisch wurde und
eine Serumglukosekonzentration von 75 mg/dl hatte. Es bekam eine
Glukoseinfusion von 2 ml/kg/min, was wahrscheinlich zu wenig ist.
Die Frage lautet: Ist es notwendig, zusätzlich Glukose zu verabreichen,
obwohl die Glukosekonzentration im normalen Bereich liegt?

SENTERRE: Ich kann Ihnen nur sagen, was ich in einer solchen Situation
machen würde. Wenn ein Kind versehentlich zu viel Flüssigkeit
bekommt, gebe ich im allgemeinen der Hyperhydratation den Vorrang
und versuche deshalb, die Flüssigkeitszufuhr einzuschränken und
achte auf die Glukosezufuhr nur, um eine Hypoglykämie zu vermeiden. Bei Normoglykämie, selbst bei einer geringen Kalorienzufuhr,
achte ich zunächst auf den Wasserhaushalt und mache mir zu der Zeit
keine Sorgen um den Energiehaushalt. Wird das Kind hypoglykämisch, so erhöhe ich die Konzentration der Glukoselösung auf 15, 20, sogar 25%, damit die Flüssigkeitszufuhr auf ein Minimum reduziert bleibt.

VERSMOLD, MÜNCHEN: Wurde der Energiehaushalt eines Kindes mit einer
Glukosekonzentration von 75 mg/dl verbessert, wenn diese durch eine
zusätzliche Gabe um 90 mg/dl erhöht wird?

SENTERRE: Das ist eine schwierige Frage. Die einzige Antwort, die ich Ihnen
geben kann, ist die folgende: Wir haben in der ersten Lebenswoche eine
sehr gute Korrelation zwischen Plasmainsulin und Blutglukosespiegel
gemessen. Also, wenn Sie die Glykämie etwas erhöhen, erhöhen Sie
gleichzeitig die Insulinkonzentration und damit verbessern Sie den Ana-
bolismus. Wenn Sie also wollen, daß der Säugling schneller wächst, so
wird die Erhöhung des Glukosewerts von 70 auf 90 dies positiv beeinflussen, angenommen, daß die Insulinreaktion Ihres Kindes normal funktioniert. Natürlich muß eine Hyperglykämie vermieden werden.

Bedarf an Kalzium, Phosphor, Magnesium und Vitamin D bei Frühgeborenen Vermeidung von Knochenmineralmangel

F. Pohlandt

Kalzium und Phosphor sind die Elemente, aus denen das Knochenmineral Apatit entsteht. Eine ungenügende Aufnahme dieser Elemente hat eine Demineralisation des Skeletts zur Folge. Bei Neugeborenen mit sehr niedrigem Geburtsgewicht kann die Demineralisation in solchem Maße auftreten, daß es zu mehrfachen Frakturen ohne Trauma kommt. Ein Vitamin D-Mangel verschlimmert diesen Vorgang.

Dieses Referat ist in zwei Abschnitte unterteilt; der erste behandelt die wechselseitige Abhängigkeit von Kalzium und Phosphor. Der zweite soll den Bedarf an Kalzium, Phosphor, Magnesium und Vitamin D bei Frühgeborenen mit sehr niedrigem Geburtsgewicht beschreiben.

Die wechselseitige Abhängigkeit von Kalzium und Phosphor

Kalzium- und Phosphorgehalte des fetalen Körpers sind proportional zum Gewicht (Abb. 1 und 2).[1-4] Das Kalzium: Phosphor-Verhältnis liegt konstant bei 1,3 (molare Relation) bzw. bei 1,69, bezogen auf das Gewicht. 20 % des Phosphorgehaltes sind in den Zellen als RNS, DNS, ATP usw. vorhanden. Die restlichen 80 % finden sich in den Knochen. Dagegen sind 97 % des gesamten Kalziums in den Knochen inkorporiert (Abb. 3).[5, 6]

124

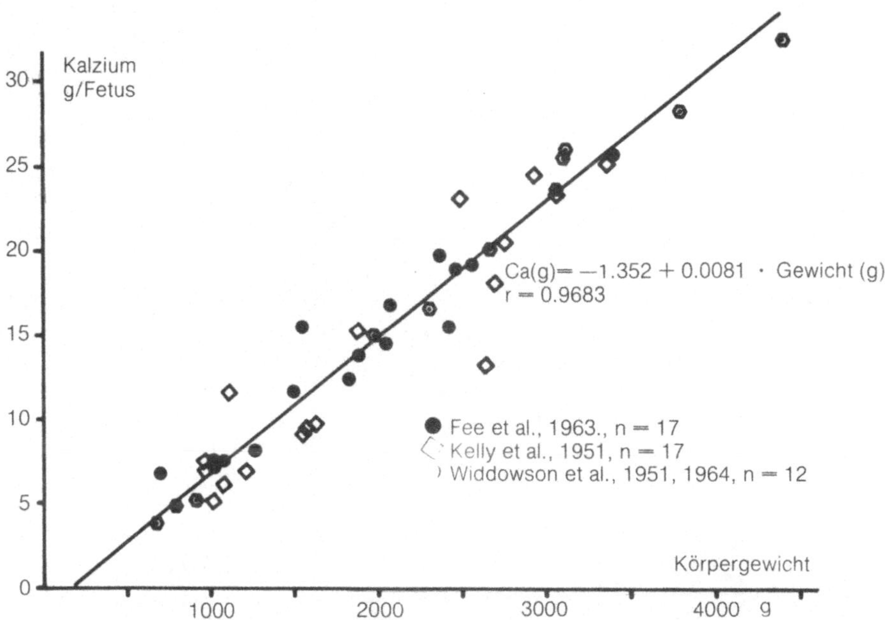

Kalzium und Phosphor werden in den Knochen als Apatit abgelagert: $Ca_5(PO_4)_3(OH, F)$.[7] Sie sind im Apatit in einem festgelegten Verhältnis vertreten: Ca:P=1,67 molare Relation bzw. 2,16 (bezogen auf das Gewicht).

Es ist wesentlich, diese Quotienten bei jeglicher Betrachtung des Kalzium- und Phosphorbedarfs des Neugeborenen zu berücksichtigen. Kalzium kann nur in einem bestimmten Verhältnis zu Phosphor eingelagert werden und umgekehrt. Zwei Beispiele aus der klinischen Praxis sollen diese Feststellung erläutern.

1. Beispiel (Abb. 4): Frauenmilch enthält etwa 300 mg/l Ca und 100 mg/l P. Gibt man diese einem Frühgeborenen in einer Menge von 180 ml/kg Körpergewicht, verabreicht man damit 54 mg Ca und 27 mg P. Der tägliche Bedarf für das Gewebewachstum ist etwa 4 mg Ca und 17 mg P pro kg Körpergewicht. Erst nachdem dieser Bedarf gedeckt ist, kann restliches Ca und P als Apatit eingelagert werden. Das Verhältnis

125

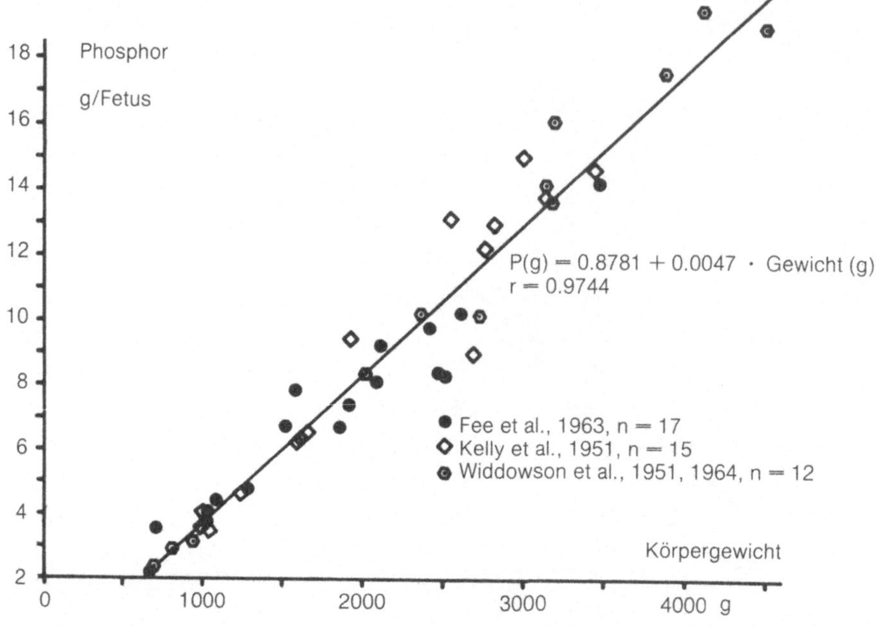

dieses restlichen Ca und P ist jedoch 3,9, während das Verhältnis im Knochen 2,15 sein muß. Das bedeutet, daß 6,2 mg P nur 13 mg Ca entsprechen. Deshalb kann der Überschuß (27—13—4=10 mg) des resorbierten Ca nicht im Knochen eingelagert werden und muß durch den Urin ausgeschieden werden. Es muß betont werden, daß dieser relative Kalziumüberschuß eine Hypokalzämie verhindert und sogar eine Hyperkalzurie hervorruft, obwohl, gemessen an der intrauterinen Einlagerungsrate, ein ausgeprägter Kalziummangel besteht. Das relative Phosphordefizit äußert sich durch Hypophosphatämie und höchste tubuläre Phosphorabsorption.[8, 9]

2. Beispiel (Abb. 5): Eine im Handel erhältliche Nahrung für Frühgeborene enthält 700 mg/lCa und 400 mg/lP. Gibt man diese einem Frühgeborenen in einer Menge von 180 ml/kg Körpergewicht, verabreicht man damit 126 mg Ca und 27 mg P. Davon werden 50 mg Ca und 61 mg P

 Verteilung von Kalzium und Phosphor auf Gewebe und Knochen

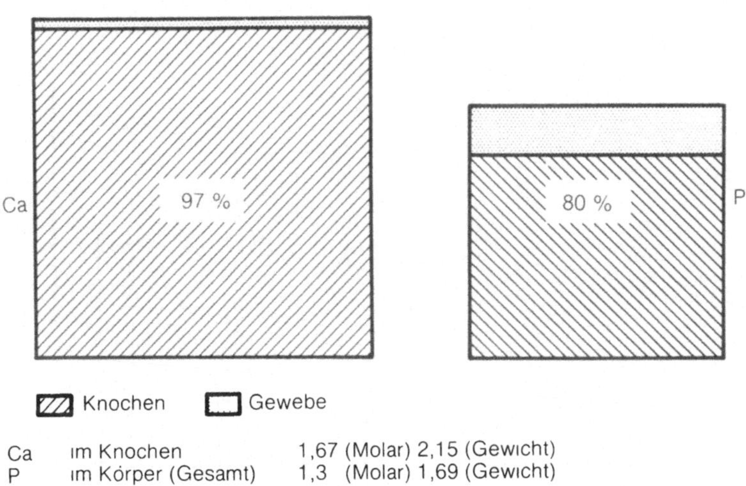

resorbiert. Nachdem der Bedarf für das Gewebewachstum gedeckt ist, bleiben 46 mg Ca und 45 mg P für die Apatitbildung.

Das Verhältnis des restlichen Ca und P ist jedoch beinahe 1, während das Verhältnis im Knochen 2,15 ist. Das bedeutet, daß 46 mg Ca nur 21 mg P entsprechen. Deshalb kann der Überschuß (61—16—21=24 mg) des resorbierten P nicht im Knochen eingelagert werden und muß durch den

Tabelle: Biochemische Veränderungen im Serum (S) und Urin (U) bei Frühgeborenen mit Knochenmineralmangel durch Ernährung mit Frauenmilch oder Frühgeborenennahrung.

	Ca (S)	Ca (U)	Pi (S)	Pi (U)	PTH (S)	Alk Phosphat (S)
Frauenmilch	nl	↑	↓	↓	nl	↑
Frühgeborenen-nahrung	↓	↓	nl	↓	↑	↑

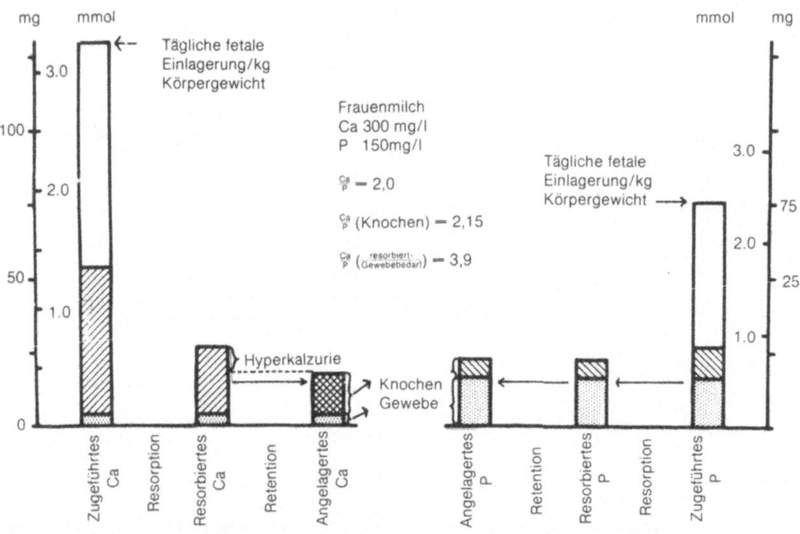

Urin ausgeschieden werden. Die daraus resultierende Hyperphosphaturie verschlimmert das, gemessen an der fetalen Einlagerungsrate, schon durch die niedrige Phosphoraufnahme bestehende Phosphordefizit. Das relative Kalziumdefizit zeigt sich als grenzwertige Hypokalzämie. Eine klinisch offenkundige Hypokalzämie wird durch sekundären Hyperparathyreodismus verhindert.[10, 11]

Tabelle 1 faßt die biochemischen Veränderungen zusammen, die voraussehbar sind und auch tatsächlich nachgewiesen wurden.[8, 9, 12, 13]

In beiden Beispielen kann eine Steigerung der alkalischen Phosphatasetätigkeit beobachtet werden. Dies muß als Versuch des Organismus interpretiert werden, die extrazelluläre Phosphatkonzentration in Richtung auf eine gesättigte Lösung zu erhöhen, in der neue Apatitkristalle gebildet werden können. Eine Übersicht über die Verkalkung von Knorpeln wurde von Ali veröffentlicht.[14] Die alkalische Phosphatasetätigkeit im Plasma von Frühgeborenen, während der ersten fünf bis zehn Lebenstage

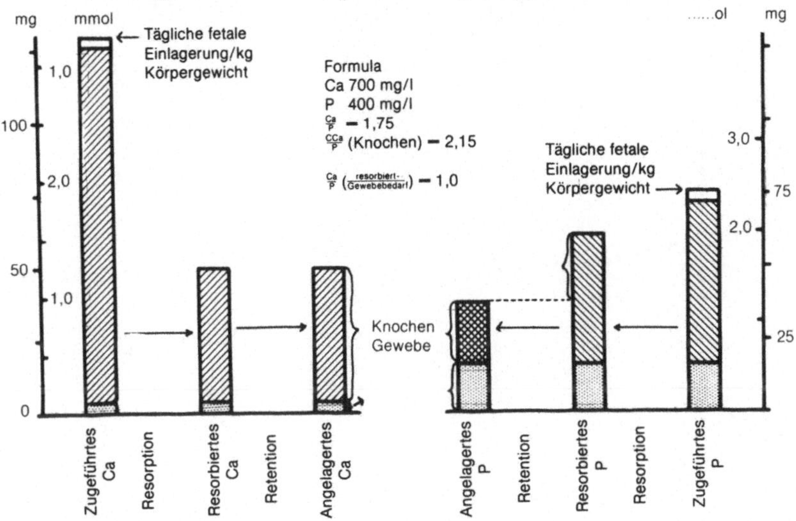

gemessen, nimmt mit zunehmendem Gestationsalter ab (Abb. 6).[15] Ein deutlicher Anstieg der alkalischen Phosphatasetätigkeit im Plasma wurde jedoch oft bei Frühgeborenen beobachtet, die mit Frauenmilch oder adaptierter Milch ernährt wurden.[16–18] Dies darf nicht als normaler Vorgang betrachtet werden, sondern als Zeichen für eine unzureichende Apatitbildung.

Knochenmineralmangel

Parallel zur reduzierten Apatitbildung in den sich bildenden Knochen werden auch pränatal entstandene Knochen demineralisiert. Bei allen Frühgeborenen, die mit Frauenmilch oder adaptierter Milch ernährt werden, führt dieser Vorgang zu Knochenmineralmangel,[19] der bei sehr untergewichtigen Frühgeborenen von großer klinischer Bedeutung sein kann. Bei Säuglingen mit niedrigem Geburtsgewicht wird dieser Zustand

129

Abb. 6: Aktivität der alkalischen Phosphatase im Plasma von 5 bis 10 Tage alten Frühgeborenen unterschiedlicher Reife.[15]

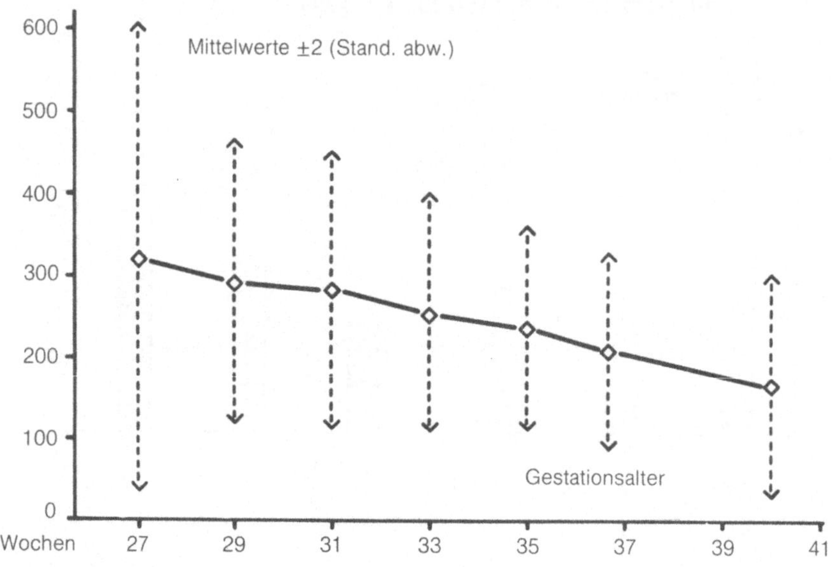

oft als Rachitis der Frühgeborenen bezeichnet. Dies ist jedoch eine unpassende Bezeichnung, weil sie einen Vitamin D-Mangel impliziert, was nicht der Fall ist.[8−11, 19−53]

Das histologische Merkmal, das zwischen Knochenmineralmangel und Rachitis unterscheiden läßt, ist eine reduzierte Osteoblastentätigkeit bei Mineralmangel. Dieses und andere Merkmale gleichen denen bei experimentell herbeigeführtem Phosphat-Mangel und Vitamin D-resistenter Rachitis.[54]

Trotz der unterschiedlichen Ursachen dieser Krankheiten sind sie radiologisch nicht unterscheidbar.[11−14, 27, 42, 43, 55]

Wir haben ein radiologisches Zeichen für Knochenmineralmangel beschrieben, welches leicht auf Thoraxaufnahmen entdeckt werden kann, die bei Frühgeborenen mit sehr niedrigem Geburtsgewicht oft ohnehin aus anderen Gründen gemacht werden.[56] Die Wirbelsäule von sehr unrei-

130

fen ebenso wie von termingeborenen Kindern weist auf Aufnahmen am ersten Lebenstag die gleiche typische Erscheinung auf. Gut belichtete Thoraxaufnahmen zeigen die Wirbelsäule deutlich als Kette strahlendichter Wirbelkörper (Abb. 7). Jeder Wirbelkörper besteht aus zwei strahlendichten Schichten, die durch eine kleinere, horizontale und strahlendurchlässige Zone getrennt sind. Bei sehr unreifen Frühgeborenen, die mit Frauenmilch oder adaptierter Milch ohne Kalzium- und Phosphatzusatz ernährt werden, können Röntgenveränderungen innerhalb von vier Wochen auftreten. Die Wirbelsäule wird insgesamt strahlendurchlässiger, und die Wirbelkörper erscheinen als dünner strahlendichter Randsaum um eine strahlendurchlässigere Mitte. Die Strahlendurchlässigkeit der Rippen und der anderen Knochen wird ebenfalls größer (Abb. 8). Die Demineralisation kann so weit fortschreiten, daß die Wirbelsäule auf Thoraxaufnahmen nicht mehr erkennbar ist.

Bedarf

Um den Bedarf an einer bestimmten Nährsubstanz einzuschätzen, ist es zuerst einmal wichtig, das zu erreichende Ziel der Ernährung zu definieren. Der einzige Maßstab, den man zur Bestimmung des postnatalen Nahrungsbedarfs hat, ist die intrauterine Einlagerungsrate der jeweiligen Nährsubstanz. Deshalb sollen jetzt die intrauterinen Einlagerungsraten von Ca, P und Magnesium betrachtet werden, ohne dabei zu übersehen, daß Frühgeborene auch dann wachsen, wenn nur geringere Mengen dieser Elemente mit der Milch zur Verfügung gestellt werden, und daß auch das normale und gestillte Neugeborene einer Skelettdemineralisation unterliegt.[19] Die Frage lautet deshalb: Welches Ausmaß muß die Demineralisierung erreichen, um Krankheitswert zu erlangen?

Kalzium

Die fetale Kalziumeinlagerung ist schon durch Shaw, Ziegler et al. und Voyer et al. errechnet worden.[57-59] Sie benutzten dazu die Daten von

 Abb. 7: AP Röntgenthoraxaufnahme eines Frühgeborenen (26. Schwangerschaftswoche, 680 g Geburtsgewicht) am 1. Lebenstag. Rippen und Wirbelkörper sind gut mineralisiert (strahlendicht).

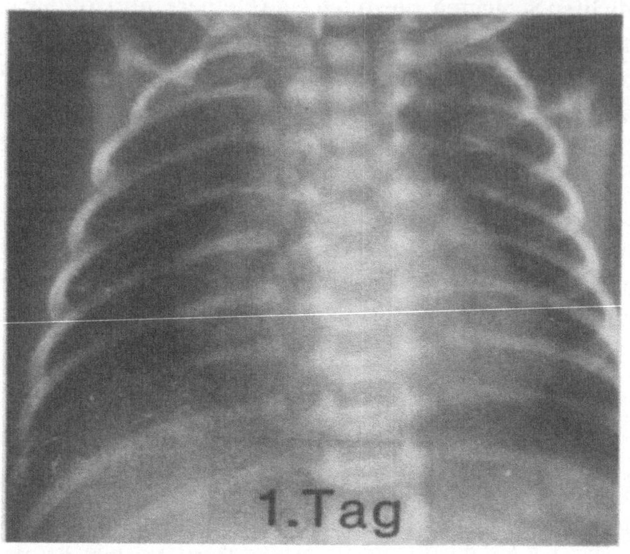

Gesamtkörperanalysen bei Feten unterschiedlichen Gestationsalters und Gewichts.[1-4] Diese Daten zeigen eine enge lineare Beziehung zwischen Kalziumgehalt und Körpergewicht des Feten (Abb. 1). Voyer et al. benutzten die Exponentialfunktion Ca (g) = a x Gewicht^k, um diese Beziehung zu charakterisieren, kamen aber dabei zu keinem besseren Ergebnis. Das Verhältnis vom Kalziumgehalt zum Gestationsalter ist nicht so eindeutig wie das zum Gewicht (Abb. 9). Shaw verwendete die Daten von Kelly et al. sowie von Widdowson und Dickerson und paßte den gepaarten Werten des Kalziumgehalts und des Gestationsalters des Fetus eine Exponentialfunktion des Typs Ca (g) = a x e^k x Alter an. Diese mathematische Funktion bedeutet eine Beschleunigung der Kalziumeinlagerung gegen Ende der Schwangerschaft. Die tägliche Gewichtszunahme des Feten wird jedoch während der letzten Gestationswochen geringer, und da es ein lineares Verhältnis von Kalziumgehalt und

132

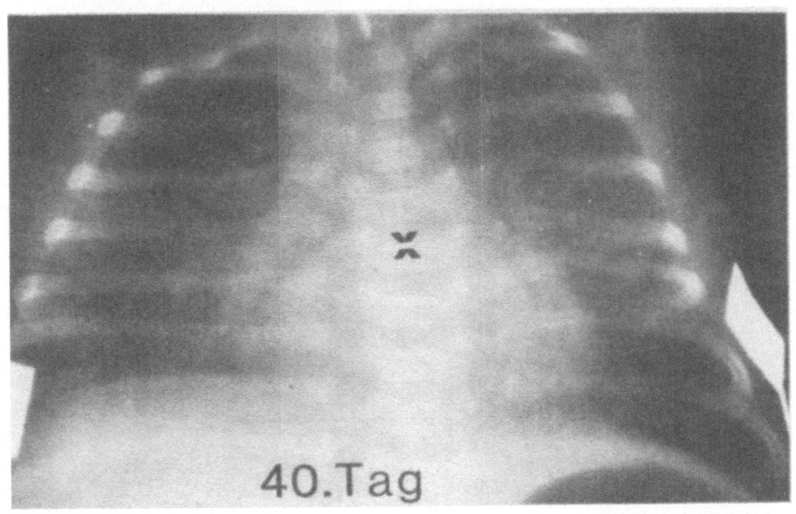

Abb. 8: AP Röntgenthoraxaufnahme eines Frühgeborenen (26. Schwangerschaftswoche, 680 g Geburtsgewicht) am 40. Lebenstag. Die Strahlendurchlässigkeit der Rippen und Wirbelkörper hat gegenüber dem 1. Lebenstag stark zugenommen (Abb. 7). Die Pfeile markieren den strahlendichten Randsaum der demineralisierten Wirbelkörper.

Gewicht des Feten gibt, ist die Behauptung einer Beschleunigung der Kalziumeinlagerung gegen Ende der Schwangerschaft nicht begründet.

Um den unterschiedlichen Wachstumsgeschwindigkeiten während der Schwangerschaft Rechnung zu tragen, benutzten wir eine polynomische Funktion dritten Grades (Ca (g) = −0,00529 x Wochen^3 + 0,5378 x Wochen^2 − 16,57731 Wochen + 165,07253). Jedoch zeigte die Darstellung der polynomischen, exponentialen und linearen Beziehungslinien ein ähnliches Gefälle zwischen der 24. und 36. Gestationswoche, ein Zeitraum, der hier besonders interessiert (Abb. 9).

Um die tägliche Einlagerung pro kg Körpergewicht bei unterschiedlichem Gestationsalter zu erfahren, wurden diese Kurven zum jeweils mittleren Geburtsgewicht von Neugeborenen der 25. bis 42. Schwanger-

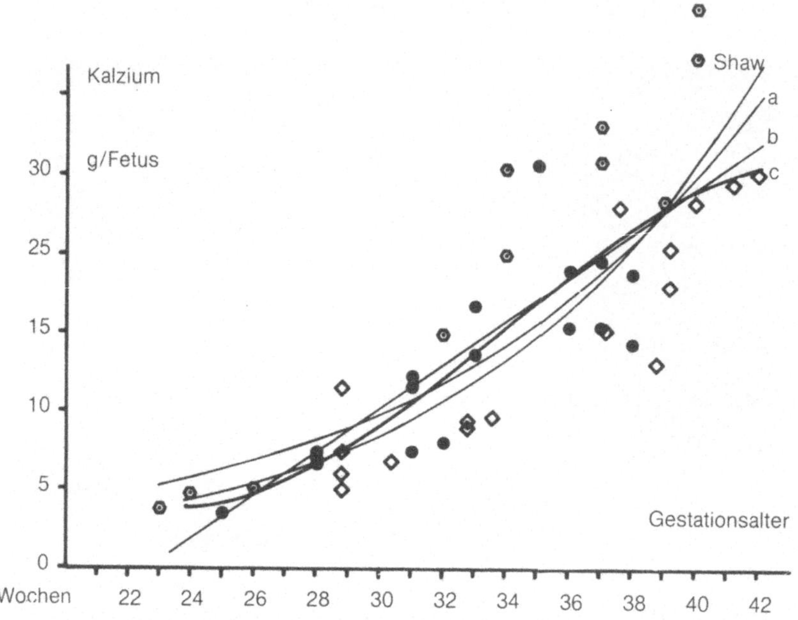

schaftswoche in Beziehung gesetzt. Shaw legte die Daten von Lubchenco et al. und Klosterman zugrunde.[60, 61] Voyer benutzte die von Leroy und Lefort.[62] Wir haben zu diesem Zweck aus den Ergebnissen von Babson et al., Lubchenco et al., Milner et al., Nicki und Wälli et al. eine neue Kurve für die intrauterine Gewichtsentwicklung berechnet.[63–67] Die tägliche fetale Einlagerung von Kalzium pro kg Körpergewicht ist in Abb. 10 dargestellt. Die Differenzen zwischen den von den drei Autoren berechneten Werten können hauptsächlich auf die jeweils angewandten, verschiedenen Wachstumstabellen zurückgeführt werden. Dies wird offensichtlich, wenn wir auf Shaw's Exponentialfunktion unsere Kurve des intrauterinen Wachstums anwenden.

Abb. 10: Tägliche fetale Kalziumeinlagerung. Die Abnahme der Einlagerung zum Ende der Schwangerschaft (schraffierter Bereich) entspricht der verminderten Wachstumsgeschwindigkeit in dieser Zeit als Folge einer zunehmenden Plazentainsiffuzienz. Die für diesen Bereich berechnete fetale Einlagerung eignet sich deshalb nicht als Anhaltspunkt für rasch wachsende Frühgeborene.

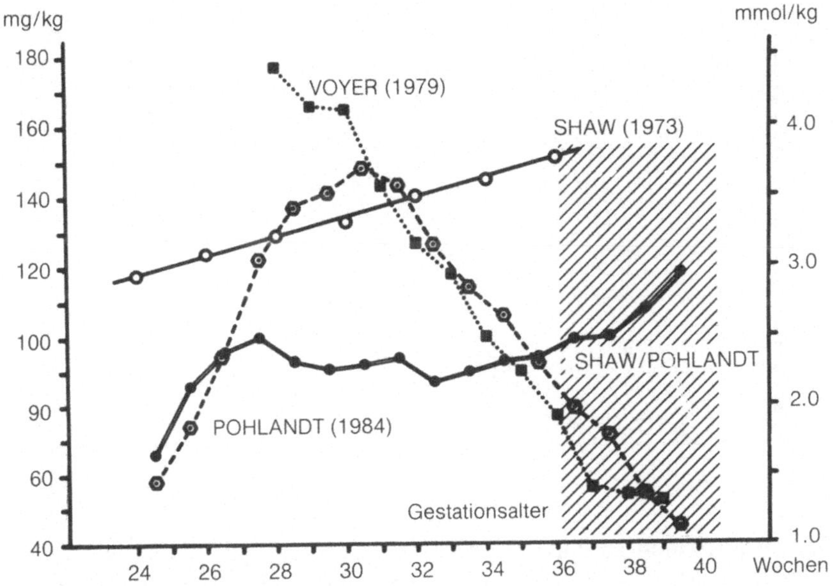

Unsere Ergebnisse zeigen eine Spitze der Kalziumeinlagerung um die 30. Gestationswoche in Höhe von 145—150 mg/kg. Das bedeutet keine erhöhte Kalziumkonzentration im Fetus (im Gegensatz zum Gehalt), sondern reflektiert lediglich die maximale Gewichtszunahme in dieser Zeit der Schwangerschaft. Nach der 30. Gestationswoche kommt es zu einer Übereinstimmung zwischen unseren Ergebnissen und denen von Voyer.

Wenn es das Ziel ist, bei parenteral ernährten Frühgeborenen eine Kalziumeinlagerung wie in utero zu erreichen, dann sollte die Kalziumzufuhr

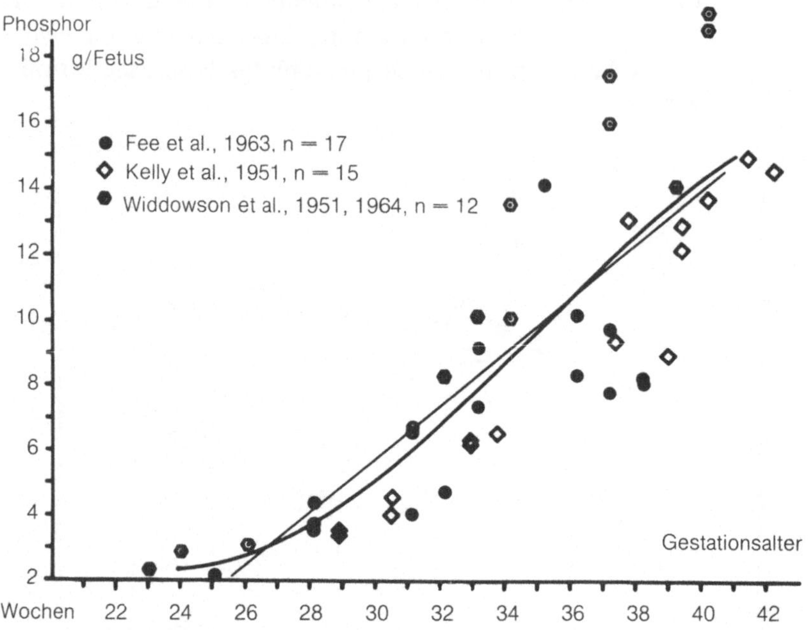

Abb. 11: Phosphorgehalt menschlicher Feten von unterschiedlicher Reife. Drittgradig polynominale und lineare Regressionsfunktion.

der intrauterinen Einlagerungsrate entsprechen. Kalziumverlust bis zu 20 % dieser Menge durch Urin und vor allem Stuhl blieben dabei unberücksichtigt.

Dahingegen kann das enteral ernährte Frühgeborene nur einen Teil des verabreichten Kalziums resorbieren und für die Skelettmineralisation einsetzen. Bei angemessener Zufuhr von Vitamin D (s. u.) liegt die Resorption von Kalzium aus Frauenmilch zwischen 40 % und 70 %.[68–70] Die Resorption von nur 26 % des Frauenmilchkalziums wurde bei sechs Frühgeborenen unter 1 300 g von Williamson et al. festgestellt.[71] Die Resorption des Kalziums aus Säuglingsnahrung ist verschiedentlich zwischen 10 % und 50 % gemessen worden.[68, 72–80] Shenai et al. berichteten von einer Kalziumresorption bis zu 73 % bei Säuglingen mit sehr niedri-

136

gem Geburtsgewicht, die mit einer Experimentalnahrung mit 50 % MCT-Fett, 1 620 mg/l Ca und 720 mg/l Phosphor ernährt worden waren.[79] Die Resorption steigt mit zunehmendem postnatalen Alter[17, 76, 77] und wird nur in geringem Maße von Menge und Zusammensetzung des aufgenommenen Fettes beeinflußt.[22, 76, 81–87]

Der Anteil des resorbierten Kalziums bleibt unverändert, ungeachtet der Menge des verabreichten Kalziums. Deshalb muß die Menge des verabreichten Kalziums vergrößert werden, um eine Erhöhung der resorbierten Kalziummenge zu erreichen. Welcher Anteil dieses resorbierten Kalziums zur Apatitbildung beiträgt, hängt von der Menge des vorhandenen Phosphors ab (s. o.).

Seit kurzem stehen Messungen des Knochenmineralgehalts mittels Photon-Absorptionsmessung zur Verfügung.[7, 88–90] Mit Hilfe dieser Technik haben Steichen et al. und Greer et al. gezeigt, daß Frühgeborene, die mit einer mit Kalzium und Phosphor angereicherten Milch ernährt wurden, einen Zuwachs an Knochenmineralgehalt aufwiesen, der dem von Feten entsprechenden Gestationsalters glich.[91, 92] Die Mineralgehalte dieser Nahrungen waren 1 260 mg/l und 1 400 mg/l Ca sowie 630 mg/l und 750 mg/l P.

Phosphor

Die Methoden für die Bestimmung der fetalen Kalziumeinlagerung wurden auch auf Phosphor angewandt. Der Phosphorgehalt wies ebenfalls eine lineare Beziehung zum Gewicht des Feten auf (Abb. 2). Die Beziehung zum Gestationsalter war jedoch weniger eindeutig linear (Abb. 11). Die Abb. 12 zeigt die errechnete tägliche Einlagerung pro kg Körpergewicht bei unterschiedlichem Gestationsalter. Wie im Falle der Kalziumeinlagerung (Abb. 9) unterscheiden sich die Ergebnisse zur Phosphoreinlagerung bei den drei Autoren ganz erheblich. Dafür sind hauptsächlich die unterschiedlichen methodologischen Ausgangspunkte die Ursache. Jedoch gibt es eine zufriedenstellende Übereinstimmung bei den Ergebnissen zwischen 28 und 33 Gestationswochen. Die maximale Gewichtszunahme pro kg Körpergewicht gibt unsere errechnete Wachstumstabelle für die 30. Gestationswoche an. Zu diesem Zeitpunkt findet

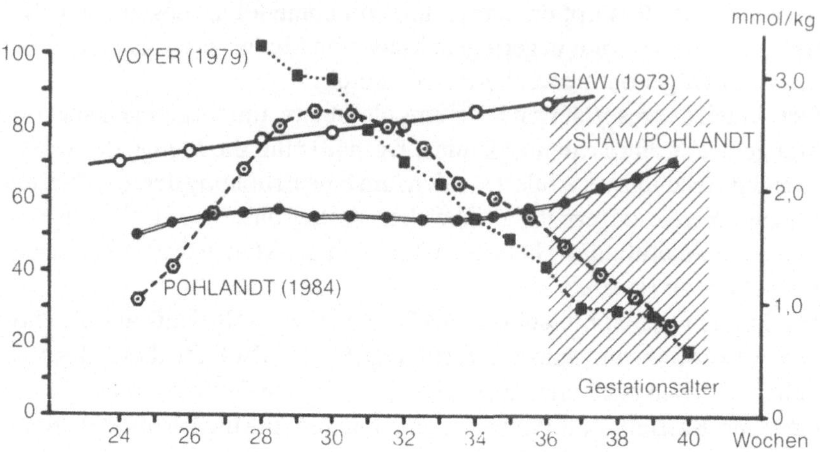

Abb. 12: Tägliche fetale Phosphoreinlagerung.
Erläuterung siehe Abb. 10.

auch die größte Einlagerung von Phosphor mit 80 mg/kg Körpergewicht statt; sie beträgt in der 26. sowie 36. Gestationswoche lediglich 50 mg/kg Körpergewicht.

Die enterale Resorption von Phosphor liegt nachweislich konstant zwischen 70 % und 90 % der verabreichten Menge. Es konnte kein Unterschied zwischen der Phosphorresorption aus Frauenmilch und der aus Kuhmilchpräparaten festgestellt werden.[17, 68–74, 76, 78–81] Bei der Aufstellung von Nahrungsplänen muß der fäkale Verlust von 10 % bis 30 % der verabreichten Menge in Betracht gezogen werden. Wieviel des resorbierten Phosphors zur Bildung neuen Apatits Verwendung findet, hängt vom zur Verfügung stehenden Kalzium ab.

Intravenöse Kalzium- und Phosphorgabe

Kalzium und Phosphor werden ausgefällt, wenn der tägliche Bedarf in 150 ml Wasser, dem annähernden täglichen Flüssigkeitsbedarf pro kg Körpergewicht, gelöst wird. Die Löslichkeit von Kalzium und Phosphat

138

ist jedoch viel besser in Lösungen, die Glukose und Aminosäuren enthalten.

Erst kürzlich wurde gezeigt, daß in solchen Lösungen mindestens 24 Stunden lang keine Partikelvergrößerung eintritt.[93] Obendrein verhindert die Anwendung einer organischen Phosphorverbindung wie Glukose-1-Phosphat die Ausfällung von Phosphat mit Kalzium.

Magnesium

Zwischen der 28. und der 32. Gestationswoche ist die tägliche intrauterine Magnesiumeinlagerung mit annähernd 0,16 mmol (3,8 mg) pro kg Körpergewicht errechnet worden.[57-59] Unter Berücksichtigung einer mittleren Resorptionsrate von 43 % und Verlusten über den Urin von etwa 40 % des resorbierten Magnesiums[94] beträgt der Mindestbedarf an Magnesium enteral 0,6 mmol und intravenös 0,3 mmol.

Vitamin D

Vitamin D und dessen Metabolite beugen Rachitis durch Steigerung der intestinalen Kalziumresorption und der Apatitablagerung im Knochen vor. Der Vitamin D-Bedarf soll hier nach diesen Wirkungen getrennt betrachtet werden.

Die steigernde Wirkung von Vitamin D auf die intestinale Kalziumresorption wurde schon 1949 aufgezeigt und später bestätigt.[22, 95] Es sei hier auf die Übersicht von Levine verwiesen.[96] Kürzlich haben Senterre et al. eine 32 %ige Resorption von Kalzium festgestellt, wenn Frühgeborene mit einer Säuglingsformula ernährt und zusätzlich mit 1 200 I.E. Vitamin D_3 versorgt wurden. Dem stand eine 20 %ige Resorption bei Kontrollkindern gegenüber, die mit der gleichen Formula, aber weniger als 200 I.E. Vitamin D_3 ernährt wurden. Die entsprechenden Werte für gestillte Frühgeborene waren 50 % und 70 %.[70, 80]

Ältere Untersuchungen versuchten, den Vitamin D-Bedarf zur Apatitbildung einzuschätzen, indem nach Verabreichung unterschiedlicher Mengen von Vitamin D_3 die klinischen, biochemischen und radiologischen Anzeichen für Rachitis beobachtet wurden.[24, 95, 97]

Diese Untersuchungen wurden an relativ reifen Säuglingen durchgeführt. Die Ergebnisse sind deshalb nicht direkt auf die sehr unreifen Frühgeborenen anzuwenden, um die es hier geht. Kasper et al. machten dann die entscheidende Beobachtung, daß die antirachitische Wirkung unterschiedlicher Dosen von Vitamin D vom Umfang der Kalzium- und Phosphoraufnahme abhängig ist.[95] Aus diesen frühen Studien wurde der Schluß gezogen, daß eine tägliche Zufuhr von 400 bis 800 I.E. Vitamin D_3 der Rachitis wirkungsvoll vorbeugt.

Die Plasmakonzentration von Vitamin D und dessen Metaboliten sind in den letzten Jahren auch bei Neugeborenen untersucht worden.[35, 40, 44, 52, 53, 92, 98–104] Es steht jetzt fest, daß Vitamin D von Neugeborenen mit sehr niedrigem Geburtsgewicht gut resorbiert und an 25. ebenso wie an 1. Position gut hydroxyliert wird. Des weiteren sind 400 bis 800 I.E. Vitamin D_3 ausreichend, um Plasmakonzentrationen von Calcidiol und Calcitriol in einer Höhe zu halten, die das Entstehen von Rachitis verhindert.

Es gab jedoch Berichte von Neugeborenen mit sehr niedrigem Geburtsgewicht, die trotz normaler oder sogar erhöhter Plasmakonzentrationen von Vitamin D-Metaboliten Mehrfachfrakturen und radiologische Anzeichen für Rachitis aufwiesen.[11, 44, 52] Es soll besonders betont werden, daß diese Kinder nicht unter einer Vitamin D-Mangel-Rachitis gelitten haben, sondern unter Knochenmineralmangel als Folge einer fehlerhaften Ernährung mit Kalzium- und Phosphormangel. Dies liegt der großen Mehrheit der in letzter Zeit veröffentlichten Fälle von sogenannter Rachitis bei Frühgeborenen zugrunde.[19–53]

Zusammenfassung

Neugeborene mit sehr niedrigem Geburtsgewicht werden bei Ernährung mit Frauenmilch ebenso wie mit adaptierten Milchen Knochenmineralmangel entwickeln. Eine Steigerung der Vitamin-D-Zufuhr über 1 000 Ih pro Tag kann dieser Krankheit nicht vorbeugen. Knochenmineralmangel kann aber durch angemessene Versorgung mit Kalzium und Phosphor verhindert werden.

140

Literaturverzeichnis

1 KELLY, H. J., SLOAN, R. E., HOFFMAN, W., SAUNDERS, C.: Accumulation of nitrogen and six minerals in the human fetus during gestation. Hum Biol 23:61—74, 1951.

2 WIDDOWSON, E. M., SPRAY, C.M.: Chemical development in utero. Arch Dis Child 26:205—213, 1951.

3 WIDDOWSON, E. M., DICKERSON, J. W. T.: II. The composition of the body as a whole. In: Mineral Metabolism, Ed.: Comar C.L., Bronner, F., Academic Press (New York), 1961, Vol. II Pt. A.

4 FEE, B.A., WEIL, W. B.: Body composition of infants of diabetic mothers by direct analysis. Ann N Y Acad Sci 110:869—897, 1963.

5 LEITCH, I.: The determination of the calcium requirements of man. Nutrition Abstracts and Reviews 6:553—578, 1937.

6 LEITCH, I., AITKEN, F. C.: The estimation of calcium requirement: A re-examination. Nutrition Abstracts and Reviews 29:393—411, 1959.

7 CAMERON, J. R., SORENSON, J.: Measurement of bone mineral in vivo: An improved method. Science 142:230—232, 1963.

8 SCHILLING, R., HASCHKE, F., KOVARIK J., WOLOSZCZUK, W., STEFFAN, I., PONHOLD, W.: Phosphatverarmung kleiner Frühgeborener bei Ernährung mit Frauenmilch. Klin Pädiat 194:400—404, 1982.

9 SCHILLING, R., HASCHKE, F., KOVARIK, J., WOLOSZCZUK, W.: Untersuchungen zum Phosphor- und Kalzium-Stoffwechsel Frühgeborener bei Ernährung mit Frauenmilch und mit einer adaptierten Milch. Paediatr Paedol 17:667—674, 1982.

10 SANN, L., DAVID, L., FREDERICH, A., BOVIER-LAPIERRE, M., BOURGEOIS, J., ROMAND-MONIER, M., BETHENOD, M.: Congenital rickets. Study of the evolution of secondary hyperparathyroidism. Acta Paediatr Scand 66:323—327, 1977.

11 POHLANDT, F., BALABANOWA, S., TÖLLNER, U.: Skelettdemineralisierung bei Frühgeborenen durch Kalziummangel. 31. Tagung der Süddeutschen Kinderärzte, Würzburg, 1982.

12 HILLMAN, L. S., MARTIN, L., FIORE, B.: Serum and urinary calcium and phosphorus in premature infants fed a calcium and phosphorus supplemented formula with a 2:1 ratio. Pediatr Res 14:573, 1980.

13 GOLDSMITH, M. A., BHATIA, S.S., KANTO, W. P., KUTNER, M. H., RUDMAN, D.: Gluconate calcium therapy and neonatal hypercalciuria. Am J Dis Child 135:538—543, 1981.

14 ALI, S.Y.: Calcification of cartilage. In: Cartilage. Structure, function, and biochemistry. Ed.: Hall B.K., Academic Press (New York, London), 1:343—378, 1983.

15 GLASS, E. J., HUME, R., HENDRY, G.M.A., STRANGE, R. C., FORFAR, J.O.:

Plasma alkaline phosphatase activity in rickets of prematurity. Arch Dis Child 57:373—376, 1982.

16 WOLF, H., KERSTAN, B., KERSTAN, J.: Der Bedarf an Vitamin D (Cholecalciferol) und an 25-Hydroxycholecalciferol (25—HCC) bei frühgeborenen Kindern während der ersten Lebenszeit. Klin Pädiat 187:331—341, 1975.

17 KULKARNI, P.B., HALL, R. T., RHODES, P. G., SHEEHAN, M. B., CALLENBACH, J. C., GERMANN, D. R., ABRAMSON, S. J.: Rickets in very low-birth-weight infants. J Pediatr 96:249—252, 1980.

18 KOVAR, I., MAYNE, P.: Plasma alkaline phosphatase activity in the preterm neonate. Acta Paediatr Scand 70:501—506, 1981.

19 HAMILTON, B.: The calcium and phosphorus metabolism of prematurely born infants. Acta Paediatr (Uppsala) 2:1—84, 1922.

20 YLPPÖ, A.: Zur Physiologie, Klinik und zum Schicksal der Frühgeborenen. Z Kinderheilk 24:1—110, 1919.

21 MUHL, G.: The fat-absorption and the calcium metabolism of prematurely born infants. Being a contribution to the knowledge of the pathogenesis of rachitis in those infants. Acta Paediatr Scand 5:188—222, 1926.

22 VON SYDOW, G.: A study of the development of rickets in premature infants. Acta Paediatr 33, S. 11:1—122, 1946.

23 EEK, S, GABRIELSEN, L. H., HALVORSEN, S.: Prematurity and rickets. Pediatrics 20:63—76, 1957.

24 WILLI, H.: Zur Prophylaxe der Frühgeborenenrachitis. Helv Paediatr Acta 4:351—371, 1959.

25 KEIPERT, J.A.: Rickets with multiple fractured ribs in a premature infant. Med J Aust 1:672—675, 1970.

26 LEWIN, P. K., REID, M., REILLY, B. J., SWYER, P. R., FRASER, D.: Iatrogenic rickets in low-birth-weight infants. J Pediatr 78:207—210, 1971.

27 TULLOCH, A.L.: Rickets in the premature. Med J Aust 1:137—140, 1974.

28 LEAPE, L. L., VALAES, T.: Rickets in low-birth-weight infants receiving total parenteral nutrition. J Pediatr Surg 11:665—674, 1976.

29 KOOH, S. W., FRASER, D., REILLY, B. J., HAMILTON, J. R., GALL, D. G., BELL, L.: Rickets due to calcium deficiency. N Engl J Med 297:1264—1266, 1977.

30 GLASGOW, J. F. T., THOMAS, P. S.: Rachitic respiratory distress in small preterm infants. Arch Dis Child 52:268—273, 1977.

31 GEGGEL, R. L., PEREIRA, G. R., SPACKMAN, T. J.: Fractured ribs: Unusual presentation of rickets in premature infants. J Pediatr 93:680—682, 1978.

32 BINSTADT, D. H., L'HEUREUX, P. R.: Rickets as a complication of Intravenous hyperalimentation in infants. Pediatr Radiol 7:211—214, 1978.

33 GUTCHER, G. R., CHESNEY, R. W.: Iatronic rickets as a complication of a total parenteral nutrition program. The importance of providing calcium and vitamin D in the alimentation mixture. Clin Pediatr 17:817—819, 1978.

34 ROWE, J. C., WOOD, D. H., ROWE, D. W., RAISZ, L. G.: Nutritional hypophos-

phathemic rickets in a premature infant fed breast milk. N Engl J Med 300:293—296, 1979.

35 HOFF, N., HADDAD, J., TEITELBAUM, S., McALISTER, W., HILLMAN, L. S.: Serum concentrations of 25-hydroxyvitamin D in rickets of extremely premature infants. J Pediatr 94:460—466, 1979.

36 BOSLEY, A. R. J., VERRIER-JONES, E. R., CAMPBELL, M. J.: Aetiological factors in rickets of prematurity. Arch Dis Child 55:683—686, 1980.

37 CHUDLEY, A. E., BROWN, D. R., HOLZMAN, I. R., OH, K. S.: Nutritional rickets in 2 very low birth-weight infants with chronic lung disease. Arch Dis Child 55:687—690, 1980.

38 CIFUENTES, R. F., KOOH, S. W., RADDE, I. C.: Vitamin D deficiency in a calcium-supplemented very low-birth-weight infant. J Pediatr 96:252—255, 1980.

39 SAGY, M., BIRENBAUM, E., BALIN, A., ORDA, S., BARZILAY, Z., BRISH, M.: Phosphate-depletion syndrome in a premature infant fed human milk. J Pediatr 96:683—685, 1980.

40 CLEGHORN, G. J., TUDEHOPE, D. I., MASEL, J. P.: Rickets in extremely low birth-weight infants. Aust Paediatr J 17:285—289, 1981.

41 KOO, W., ANTONY, G., STEVENS, L.: Home treatment of hypophosphataemic rickets of prematurity by continuous phosphate infusion. Aust Paediatr J 18:137, 1982.

42 KOO, W. W. K., GUPTA, J. M., NAYANAR, V. V., WILKINSON, M., POSEN, S.: Skeletal changes in preterm infants. Arch Dis Child 57:447—452, 1982.

43 MASEL, J. P., TUDEHOPE, D., CARTWRIGHT, D., CLEGHORN, G.: Osteopenia and rickets in the extremely low birth-weight infant — A survey of the incidence and a radiological classification. Australas Radiol 26:83—96, 1982.

44 McINTOSH, N., LIVESEY, A., BROOKE, O. G.: Plasma 25-hydroxyvitamin D and rickets in infants of extremely low birth-weight. Arch Dis Child 57:848—850, 1982.

45 TOOMEY, F., HOAG, R., BATTON, D., VAIN, N.: Rickets associated with cholestasis and parenteral nutrition in premature infants. Pediatr Radiol 142:85—88, 1982.

46 KIEN, C. L., BROWNING, C., JONA, J., STARSHAK, J.: Rickets in premature infants receiving parenteral nutrition: A case report and review of the literature. J. Parent Enteral Nutr 6:152—156, 1982.

47 GEFTER, W. B., EPSTEIN, D. M., ANDAY, E. K., DALINKA, M. K.: Rickets presenting as multiple fractures in premature infants on hyperalimentation. Radiology 142:371—374, 1982.

48 GREER, F. R., STEICHEN, J. J., TSANG, R. C.: Calcium and phosphate supplements in breast milk-related rickets. Am J Dis Child 136:581—583, 1982.

49 KOVAR, I. Z., MAYNE, P. D., ROBBE, I.: Hypophosphataemic rickets in the preterm infant; hypocalcaemia after calcium and phosphorus supplementation. Arch. Dis Child 58:629—631, 1983.

50 KOVAR, I. Z., MAYNE, P., WALLIS, J.: Neonatal rickets in one of identical twins. Arch Dis Child 57:792—794, 1982.

51 THE, T.S., KOLLEE, L. A. A., BOON, J. M., MONNENS, L. A. H.: Rickets in a preterm infant during intravenous alimentation. Acta Paediatr Scand 72:769—771, 1983.

52 CHESNEY, R. W., HAMSTRA, A. J., DeLuca, H. F.: Rickets of prematurity. Supranormal levels of serum 1,25-dihydroxyvitamin D. Am J Dis Child 135:34—37, 1981.

53 MARKESTAD, T., AKSNES, L., FINNE, P. H., AARSKOG, D.: Plasma concentrations of vitamin D metabolites in a case of rickets of prematurity. Acta Paediatr Scand 72:759—761, 1983.

54 OPPENHEIMER, S. J., SNODGRASS, GJAI: Neonatal rickets. Histopathology and quantitative bone changes. Arch Dis Child 55:945—949, 1980.

55 THOMAS, P. S., GLASGOW, J. F. T.: The „mandibular mantle" — a sign of rickets in very low birth-weight infants. Br J Radiol 51:93—98, 1978.

56 POHLANDT, F.: A radiological sign of bone demineralization in preterm infants. Klin Paediatr in press.

57 SHAW, J. C. L.: Parenteral nutrition in the management of sick low birth-weight infants. Pediatr Clin North Am 20:333—358, 1973.

58 ZIEGLER, E. E., O'DONNELL, M., NELSON, S. E., FOMON, S. J.: Body composition of the reference fetus. Growth 40:329—341, 1976.

59 VOYER, M., SATGE, P.: Composition et croissance normales du foetus in utero. Etude critique. Ann Pediat 26:345—351, 1979.

60 LUBCHENKO, L.O., HANSMAN, C., DRESSLER, M., et al.: Intrauterine growth as estimated from liveborn birth-weight data at 24 to 42 weeks of gestation. Pediatrics 32:793, 1963.

61 KLOOSTERMAN, G. J.: On intrauterine growth. Int J Gynec Obstet 8:895, 1970.

62 LEROY, B., LEFORT, F.: A propos du poids et de la taille des nouveau-nes a la naissance. Rev franc Gynec 66:391—396, 1971.

63 POHLANDT, F.: The protein requirement of preterm infants. Klin Paediatr in press.

64 BABSON, S. G., BEHRMAN, R. E., LESSEL, R.: Fetal growth — liveborn birthweigths for gestational age of white middle class infants. Pediatrics 45:937—943, 1970.

65 MILNER, R. D. G., RICHARDS, B.: An analysis of birth weight by gestational age of infants born in England and Wales, 1967 to 1971. J. Obstet Gynecol 81:956—967, 1981.

66 NICKL, R.: Standardkurven der intrauterinen Entwicklung von Gewicht, Länge und Kopfumfang. Dissertation, Universität München, 1972.

144

67 WÄLLI, R., STETTLER, R., LARGO, R. H., FANCONI, A., PRADER, A.: Gewicht, Länge und Kopfumfang neugeborener Kinder und ihre Abhängigkeit von mütterlichen und kindlichen Faktoren. Helv paediat Acta 35:397—418, 1980.

68 HÖVELS, O., THILENIUS, O. G., KRAFCZYK, S.: Untersuchungen zum Calcium- und Phosphatstoffwechsel Frühgeborener. I. Der Einfluß des Angebotes, der Grundnahrung und des Calciumphosphorquotienten der Zufuhr auf die Calciumretention. Z Kinderheilk 83:508—518, 1960.

69 VOYER, M., ANTENER, I., COLIN, J., SATGE, P.: Bilan phospho-calcique chez des prematures recevant des regimes a base de lait de femme. Ann Pediat 26:399—410, 1979.

70 SENTERRE, J., PUTET, G., SALLE, B., RIGO, J.: Effects of vitamin D and phosphorus supplementation on calcium retention in preterm infants fed banked human milk. J Pediatr 103:305—307, 1983.

71 WILLIAMSON, S., FINUCANE, E., ELLIS, H., GAMSU, H. R.: Effect of heat treatment of human milk on absorption of nitrogen, fat, sodium, calcium, and phosphorus by preterm infants. Arch Dis Child 53:555—563, 1978.

72 PAFFRATH, H., MASSART, J.: Langfristige Untersuchungen des Mineral- und Wasserstoffwechsels bei Frühgeborenen. Z Kinderheilk 54:343—366, 1933.

73 HOFFMAN, W. S., PARMELEE, A. H., GROSSMAN, A.: Electrolyte balance studies on premature infants on a diet of evaporated milk. Am J Dis Child 77:49—60, 1949.

74 SERENI, F., POTOTSCHNIG, C., SERENI, L. P.: Latti vaccini a diverso contenuto proteico e salino: loro influenza su alcuni aspetti del metabolismo e dell'accrescimento dell'immaturo. Minerva Pediatr 17:1019—1024, 1965.

75 SUTTON, A., BARLTROP, D.: Absorption, accretion and endogenous faecal excretion of calcium by the newborn infant. Nature 242:265-266, 1973.

76 DAY, G. M., CHANCE, G. W., RADDE, I. C., REILLY, B. J., PARK, E., SHEEPERS, J.: Growth and mineral metabolism in very low birth-weight infants. II. Effects of calcium supplementation on growth and divalent cations. Pediat Res 9:568—575, 1975.

77 SHAW, J. C. L.: Evidence for defective skeletal mineralization in low birth-weight infants: The absorption of calcium and fat. Pediatrics 57:16—25, 1976.

78 SENTERRE, J., LAMBRECHTS, A.: Nitrogen, fat and minerals' balance in premature infants — fed acidified or nonacidified half-skimmed cow milk. Biol Neonate 20:107—119, 1972.

79 SHENAI, J. P., REYNOLDS, J. W., BABSON, S. G.:Nutritional balance studies in very low birth-weight infants. Enhanced nutrient retention rates by an experimental formula. Pediatrics 66:233—238, 1980.

80 SENTERRE, J., SALLE, B.: Calcium and phosphorus economy of the preterm infant and its interaction with vitamin D and its metabolites. Acta Paediatr Scand S 296:85—92, 1982.

81 BENJAMIN, H. R., GORDON, H. H., MARPLES, E.: Calcium and phosphorus requirements of premature infants. Am J Dis Child 65:412—425, 1943.

82 GASSMANN, B., PLENERT, W., HEINE, W.: Zur Frage der Notwendigkeit einer Fetthomogenisierung bei Säuglingsfertignahrungen mit Pflanzenölzusatz. Dtsch Gesundheitswesen 20:1097—1100, 1965.

83 WILLIAMS, M. L., ROSE, C. S., MORROW, G., SLOAN, S. E., BARNESS, L. A.: Calcium and fat absorption in neonatal period. Am J Clin Nutr 23:1322—1330, 1970.

84 BARLTROP, D., OPPE, T. E.: Dietary factors in neonatal calcium homeostasis. Lancet 2:1333—1335, 1970.

85 BARLTROP, D., OPPE, T. E.: Absorption of fat and calcium by low birthweight infants from milks containing butterfat and olive oil. Arch Dis Child 48:496—501, 1973.

86 BARLTROP, D., OPPE, T. E.: Calcium and fat absorption by low birthweight infants from a calcium-supplemented milk formula. Arch Dis Child 48:580—582, 1973.

87 KATZ, L., HAMILTON, J. R.: Fat absorption in infants of birth-weight less than 1,300 gm. J Pediatr 85:608—614, 1974.

88 CAMERON, J. R., MAZESS, R. B., SORENSON, J. A.: Precision and accuracy of bone mineral determination by direct photon absorptiometry. Invest Radiol 3:141—150, 1968.

89 SCHUSTER, W.: Gamma-Spektrophotometrie zur quantitativen Bestimmung des Mineralsalzgehaltes am Skelett. Vergleichende Befunde bei Frühgeborenen, Neugeborenen und jungen Säuglingen. Monatschr Kinderheilk 118:228—231, 1970.

90 GREER, F. R., LANE, J., WEINER, S., MAZESS, R B: An accurate and reproducible absorptiometric technique for determining bone mineral content in newborn infants. Pediatr Res 17:259—262, 1983.

91 STEICHEN, J. J., GRATTON, T. L., TSANG, R. C.: Osteopenia of prematurity: The cause and possible treatment. J Pediatr 96:528—534, 1980.

92 GREER, F. R., STEICHEN, J. J., TSANG, R. C.: Effects of increased calcium, phosphorus, and vitamin D intake on bone mineralization in very low birth-weight infants fed formulas with Polycose and medium-chain triglycerides. J Pediatr 100:951—955, 1982.

93 VENKATARAMAN, P. S., BRISSIE, E. O., TSANG, R. C.: Stability of calcium and phosphorus in neonatal parenteral nutrition solutions. J Pediatr Gastroenterol Nutr 2:640—643, 1983.

94 DAUNCEY, M. J., SHAW, J. C. L., URMAN, J.: The absorption and retention of magnesium, zinc, and copper by low birth-weight infants fed pasteurized human breast milk. Pediat Res 11:991—997, 1977.

95 KASPER, W., HÖVELS, O., THILENIUS, O. G.: Untersuchungen zum Calcium- und Phosphatstoffwechsel Frühgeborener. V. Untersuchungen zum Vitamin D-Bedarf Frühgeborener. Z Kinderheilk 87:472—489, 1963.

96 LEVINE, B. S., WALLING, M .W., COBURN, J. W.: Intestinal absorption of calcium: Its assessment, normal physiology, and alterations in various disease states. In: Disorders of Mineral Metabolism, Vol II. Ed.: Bronner, F., Academic Press (New York), 1982, p. 103—188.

97 GLASER, K., PARMELEE, A. H., HOFFMAN, W. S.: Comparative efficacy of vitamin D preparations in prophylactic treatment of premature infants. Am J Dis Child 77:1—14, 1949.

98 HILLMAN, L. S., ROJANASATHIT, S., SLATOPOLSKY, E., HADAD, J G: Serial measurements of serum calcium, magnesium, parathyroid hormone, calcitonin, and 25-hydroxy-vitamin D in premature and term infants during the first week of life. Pediat Res 11:739—744, 1977.

99 STEICHEN, J. J., TSANG, R. C., GREER, F. R., HO, M., HUG, G.: Elevated serum 1,25 dihydroxyvitamin D concentrations in rickets of very low birth-weight infants. J Pediatr 99:293—298, 1981.

100 GORIEUX, F. H., SALLE, B. L., DELVIN, E. E., DAVID, L.: Vitamin D metabolism in preterm infants: Serum calcitriol values during the first five days of life. J Pediatr 99:640—643, 1981.

101 ROBINSON, M. J., MERRETT, A. L., TETLOW, V. A., COMPSTON, J. E.: Plasma 25-hydroxyvitamin D concentrations in preterm infants receiving oral vitamin D supplements. Arch Dis Child 56:144—155, 1981.

102 SALLE, B. L., DAVID, L., GLORIEUX, F. H., DELVIN, E., SENTERRE, J., RENAUD, H.: Early oral administration of vitamin D and its metabolites in premature neonates. Effect on mineral homeostasis. Pediatr Res 16:75—78, 1982.

103 SALLE, B. L., GLORIEUX, F. H., DELVIN, E. E., DAVID, L. S., MEUNIER, G.: Vitamin D metabolism in preterm infants. Serial serum calcitriol values during the first four days of life. Acta Paediatr Scand 72:203—206, 1983.

104 MARKESTAD, T., AKSNES, L., FINNE, P. H., AARSKOG, D.: Vitamin D nutritional status of premature infants supplemented with 500 IU Vitamin D_2 per day. Acta Paediatr Scand 72:517—520, 1983.

Diskussion Vortrag Pohlandt

Vitamin-D-Bedarf in den ersten Lebenswochen.

Duc: Plus ça change, plus c'est la même chose!
— Die Bedeutung des hohen Kalzium- und Phosphatgehaltes in der
Ernährung des Frühgeborenen wurde schon 1959 von H. Willi
gründlich studiert und anerkannt (H. Willi, Helv paediatr Acta 14, 351,
1959). Leider wurden seine Empfehlungen später — sogar in Zürich —
„vergessen".
— Der Vitamin D-Bedarf bei SNGG kann nur im Rahmen der
Kalzium- und Phosphorzufuhr sowie der Vitamin D-Zufuhr während
der Schwangerschaft diskutiert werden.
— Die Erhöhung der Kalzium-Zufuhr per os führt — mit Ausnahme
von MCT — zu einer Abnahme der Fettresorption, wie aus dem
Vortrag Senterre ersichtlich wird.

25-OH Vitamin D oder 1,25-(OH)$_2$ Vitamin D.

Konsens: Vitamin D wird von SNGG resorbiert und in beiden Positionen
hydroxyliert. Von 25-(OH) Vitamin D oder 1,25-(OH)$_2$ Vitamin
D-Gaben ist bei SNGG selbst bei Osteopenie abzuraten. Es wurde ein

148

Fall von Nephrokalzinose beobachtet, als 1,25-$(OH)_2$ Vitamin D verwendet wurde.

Klinische Kontrolle der optimalen Kalzium-, Phosphor- und Vitamin D-Zufuhr.

POHLANDT: Der empfindliche Parameter ist die alkalische Phosphatase-Aktivität. Die Unterschiede in der Untersuchungsmethode können recht groß sein, Kalzium- und Phosphorbilanz sind schwierig zu bestimmen. Röntgen kann zwar eine Hilfe sein, es ist aber keine sehr empfindliche Methode.

POHLANDT: Bei den empfohlenen Mengen von Kalzium und Phosphor ist eine Vitamin D-Zufuhr von 400 bis 800 E/Tag ausreichend.

SENTERRE: Der Vitamin D-Bedarf der SNGG hängt vom Vitamin D-Status bei der Geburt ab. Messungen von 25-(OH) Vitamin D im Nabelschnurblut zeigen, daß dieser Status — je nach Weltregion — verschieden ist, weil sie von der Vitamin D-Zufuhr abhängig sind. Zum Beispiel liegen diese Werte in Belgien oder Frankreich niedriger als in den USA. Deshalb muß man mit allgemeinen Empfehlungen sehr vorsichtig sein. Bei den in Liège (Belgien) und in Lyon (Frankreich) untersuchten SNGG betrug ihr Vitamin D-Bedarf um 1 500 E/Tag. Mit dieser Dosierung ließ sich eine optimale Konzentration von 25-OH Vitamin D und 1,25 $(OH)_2$ Vitamin D erreichen. 400 bis 800 E/Tag Vitamin D wären für diese Gruppen von Kindern zu wenig, um einer Osteopenie vorzubeugen.

Diuretika und Rachitis

GUIGNARD: Eine Furosemid-Gabe erhöht die Kalzium-Ausscheidung und kann das Kalzium-Defizit besonders bei SNGG mit Ductus und/oder bronchopulmonaler Dysplasie verstärken. Nephrokalzinose wurde auch schon beobachtet.

Die optimale Milch für
die Ernährung Frühgeborener

O. Tönz

Die ideale Milch für kleine Frühgeborene ist noch immer nicht gefunden. Da unser Anspruch auf vollständigen, metabolisch jedoch nicht belastenden Ersatz der diaplazentären Ernährung durch eine enterale Nahrung ins Utopische vordringt, gleichen unsere Bemühungen dem Versuch der Quadratur des Kreises. Seit Finkelstein 1912 oder Yllpö 1919 erstmals Zweifel daran äußerten, ob Frauenmilch alle Bedürfnisse des Frühgeborenen zu decken vermöge, haben sich Generationen von Pädiatern auf die Suche nach der Ideallösung gemacht. Kaum eine Möglichkeit blieb ungenutzt. Dabei kann man sich des Eindrucks nicht erwehren, daß die Faszination dieser Suche oft nicht so sehr von der praktischen Bedeutung als vielmehr von der intellektuellen Herausforderung ausging, all unser theoretisches Wissen in einen weißen Saft zu kondensieren.

Ohne historische Versuche zu erwähnen, möchte ich die heute üblichen Methoden der Frühgeborenen-Ernährung kurz skizzieren, um nachher das eigene Vorgehen zu erläutern.

1. Frauenmilch (gepoolt oder Milch von Fremdspenderinnen)

Wenn Anspruch auf ein dem intrauterinen vergleichbaren Wachstum gestellt wird, kann *„reife"* Frauenmilch dieser Erwartung nicht genügen.

Wie wir wissen, beträgt die tägliche Gewichtszunahme zwischen der 28. und 36. Woche zwischen 15 und 35 g oder 15 bis 20 g/kg Körpergewicht/Tag.[1, 2] Die mit Frauenmilch zugeführte Eiweißmenge ist um circa ein Drittel zu klein, um diese Gewebsapposition zu ermöglichen,[3, 4] die Kalziumzufuhr um 3 bis 5 mal zu gering, um eine volle Mineralisation des wachsenden Skeletts zu garantieren.[5,6] Die tiefe Energie: Wasser-Relation belastet das Frühgeborene zu stark, um genügend Energie zu vermitteln, oder anders ausgedrückt, die Volumen-Belastung für Magen und Kreislauf wird bei genügender Energiezufuhr zu groß. Auch der Natriumgehalt deckt die hohen Verluste des Frühgeborenen nicht.[7] Etwas besser schneidet *Colostralmilch* ab, die den Bedürfnissen mit ihrem hohen Protein- und etwas höherem Mineralgehalt besser entgegenkommt als reife Frauenmilch. Sie ist andererseits noch kalorienärmer (tiefer Fettgehalt!) und weist außerordentlich große Schwankungen in ihrer Zusammensetzung auf (Eiweiß 0,9—4,6 g/dl, Lactose 2,3—6,8 g/dl, Fette 0,8—6,3 g/dl[8]).

2. Milch der eigenen Mutter

Seit der Entdeckung von Atkinson,[9] wonach die Milch frühgebärender Mütter *wesentlich mehr Eiweiß* enthält als diejenige der Mütter am Termin, ist der unter 1. genannte Einwand bezüglich des Eiweißes hinfällig. Verschiedene Untersuchungen decken allerdings auf, daß der Eiweißgehalt innerhalb der ersten 30 Tage in gleicher Art zurückgeht, ohne Berücksichtigung, ob das Kind in der 28. oder 35. Woche geboren wurde.[10] Damit profitiert das sehr kleine Frühgeborene nicht lange von dieser Einrichtung. Auch die Kalzium- und Phosphatzufuhr ist bei dieser Ernährung definitiv ungenügend.[11]
Zahlen über die effektiven Stillfrequenzen und den Stillwillen bzw. über die Frequenz und das Ausmaß der Milchproduktion bei Müttern, die vor der 32. Woche gebären, sind mir nicht bekannt. Nach eigener Erfahrung dürften diese nicht sehr hoch einzusetzen sein. Trotz dieser Einschränkungen scheint sich diese Ernährungsform grundsätzlich zu bewähren.[12, 13] Besonders in psychologischer Hinsicht müßte dieser Nahrung

der Vorzug eingeräumt werden. Aufgrund organischer Gegebenheiten *sollten der Milch — oder dem Kind direkt — Kalzium, Phosphate und Vitamin D zugegeben werden.*

3. Industrielle Präparate

Die Säuglingsnährmittel-Industrie bietet für das Frühgeborene entweder die *adaptierten Milchen* oder *spezielle Frühgeborenen-Nahrungen* an. Die der Frauenmilch anhaftenden Nachteile: Zuwenig Eiweiß, zuwenig Kalzium und zu tiefes Energie:Wasser-Verhältnis sind mit industriellen Präparaten teilweise korrigierbar. Was die Eiweiße betrifft, so handelt es sich allerdings um Fremdproteine, die potentiell allergisierend wirken können, was bei Frühgeborenen offensichtlich kaum vorzukommen scheint. Daneben entspricht aber ihr Aminosäure-Spektrum nicht demjenigen der Frauenmilch, so daß bei einem auch nur leicht überhöhten Angebot von Proteinen Imbalancen der Plasma-Aminosäuren entstehen können.[14, 15] Bei Verwendung gewöhnlicher adaptierter Milch dürfte bei konzentrierterer Anwendung auch der Lactose-Gehalt eine Höhe erreichen, die von Frühgeborenen nicht mehr absorbiert werden kann.[16] Wir erinnern uns, daß die Lactase-Aktivität als letzte unter den Disaccharidasen erst knapp vor der 30. Woche zur Ausreifung gelangt.[17] Die Fettresorption aus adaptierten Milchen ist ebenfalls suboptimal, jedenfalls schlechter als aus Frauenmilch.[2]
Aus diesen Gründen haben spezielle Frühgeburtenmilchen ihre Berechtigung. Durch den Zusatz von MCT-Fetten wird sowohl die Fettresorption wie wahrscheinlich auch die Kalzium-Retention verbessert.[18, 19] Die Kohlenhydrate lassen sich teilweise durch Glucose oder Polydextrose bzw. Maltodextrin ersetzen. Die Nachteile dieser künstlichen Ernährung bleiben die fehlenden Immunstoffe, die artfremden Eiweiße, schlechtere Fettresorption und eine ungefähr doppelt so lange Magenverweildauer.[20] Ein nicht zu verachtender Vorteil gegenüber allen Formen der Frauenmilch-Ernährung ist andererseits die konstante und exakt überblickbare Zusammensetzung der Nahrung.

Schon vor 30 Jahren hatte mein pädiatrischer Lehrer, Prof. W. Tobler, Bern,[21] die Frauenmilch für die Frühgeborenen mit 1 g% eines Aminosäuren-Gemisches angereichert und den Erfolg auf die Gewichtszunahme klar demonstriert. Vor 20 Jahren wurde beim letzten Humana-Frühgeborenen-Symposium in Bad Schachen vom verdienten Pädiater J. Gleiss [22] die Zugabe von Kondensmilch empfohlen, und vor fast zehn Jahren begannen erste Versuche mit konzentrierter Frauenmilch, d. h. Zusatz lyophilisierter Frauenmilch zu Frischmilch, ein Verfahren, das seither noch weiter modifiziert wurde, nämlich durch ausschließlichen Zusatz von Frauenmilch-Proteinen und -Fetten.[23] Dieses Verfahren setzt allerdings einen erheblichen technischen Aufwand voraus. Heute möchte ich Ihnen eine Anreicherung aufzeigen, die unseres Erachtens den vielen Anforderungen sehr weitgehend gerecht wird und keinerlei technische Schwierigkeiten mit sich bringt. Wir haben damit selber vor ca. sieben Jahren, d. h. 1977 begonnen,[24] den Zusatz seitdem aber mehrfach geringfügig modifiziert und den jeweils neuen Erkenntnissen angepaßt.

Wir reichern die Milch, wenn möglich die der eigenen Mutter — bei sehr unreif Geborenen ist es aber doch häufiger Milch fremder Spenderinnen —, mit einem Zusatz an, der den *Kaloriengehalt der Frauenmilch auf 85 Kalorien pro 100 ml* erhöht. Wir nennen diese deshalb FM_{85}. Der Zusatz besteht aus 1 ml MCT-Öl und 3 g eines vom Apotheker vorgemischten Pulvers, das ein hydrolysiertes Lactalbumin (LaD, Nestlé), ein Maltodextrin (Nutromalt, Wander), Calciumlactat und -chlorid sowie ein Natrium- und ein Kalium-Phosphat enthält (Zusammensetzung siehe Tab. 1).

Was bietet FM_{85} für Vorteile?

a) Das Energie:Wasser-Verhältnis (85 Kalorien pro 100 ml) scheint uns für Frühgeborene ideal zu sein. Bei einer durchschnittlichen täglichen Flüssigkeitsmenge von 160 ml/kg erhalten die Kinder 136 Kalorien pro Tag. Falls ein höherer Flüssigkeitsbedarf existiert (Phototherapie, etc.), kann freies Wasser zugegeben werden. Bei höherem Energiebedarf kann

Tabelle 1: Zusammensetzung FM$_{85}$

			Eiweiß	Fett	KH	Kcal	Na	K	Ca	P	Cl	Mg
			g	g	g		mg/ mMol	mg/ mMol	mg/ mMol	mg/ mMol	mg/ mMol	mg/ mMol
99 ml		FM	1.2	3.8	7.0	67	16	52	30	15	40	3.5
	1.1*	LaD	0.9			4	2	5	14	1	1	0.5
	3.5*	Polygluc.			3.5	14						
	0.20	Ca lact.							26			
5*g	0.04	CaCl$_2$							11		19	
	0.12	NaH$_2$PO$_4$ · 2H$_2$O					18			23		
	0.02	K$_2$H PO$_4$						9		4		
	0.02	Mg gluc.										1.0
100 ml		FM$_{85}$	2.1	3.8	10.5	85	36 1.6	66 1.7	81 2.0	43 1.4	60 1.7	5.0 0.2
		/ 100 Kcal	2.5	4.5	12.4	100	42 1.8	78 2.0	95 2.4	50 1.6	70 2.0	6 0.25
		Kcal %	10.0	40.5	49.5	100%						
		g/kg/die (150 ml)	3.15	5.7	15.8	127	54 2.35	100 2.55	121 3.0	64 2.05	90 2.55	8 0.35

* Falls Milch mit 80 Kalorien/100 ml bevorzugt wird, kann die Ergänzung wie folgt verändert werden:
LaD 1.0, Polycose 2.6; Menge der Ergänzung 4 g/dl.
Auf 100 Kalorien kommt die folgende Konzentration: Proteine 2,5 g, Fette 4,7 g, Kohlenhydrate 120 g

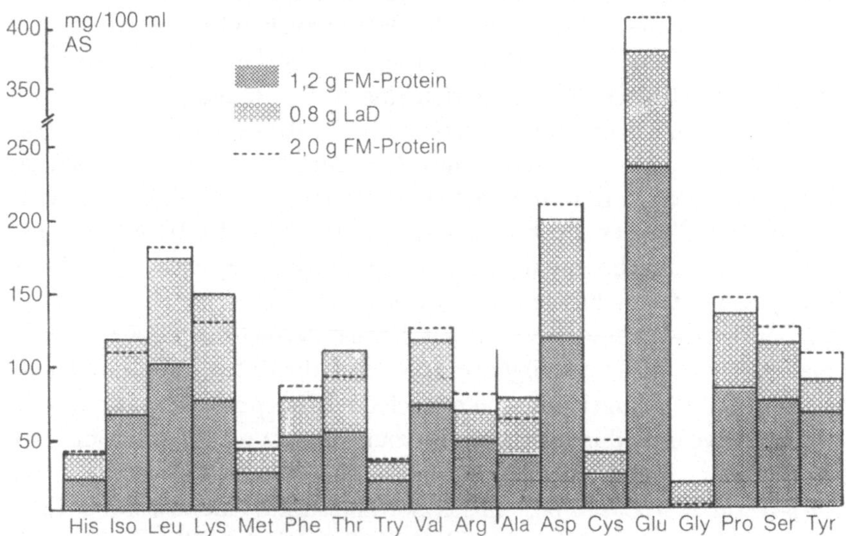

bei unkompliziertem Verlauf die Gesamtmenge auf 180 ml, d. h. bis zu 153 Kal., gesteigert werden; aber auch eine etwas geringere Zufuhr von 150 ml bietet immer noch eine genügende Energiezufuhr von 128 Kal pro Tag.

b) Der Eiweißzusatz besteht aus einem enzymatischen Hydrolysat von ultrafiltriertem Eiweiß in Form von Aminosäuren (ca. 20 %) und Peptiden (ca. 80 %). Diese nicht allergene Mischung steht dem Spektrum der Frauenmilch sehr nahe, so daß — vor allem auch infolge des geringen Zusatzes von weniger als 1 g/100 Kal. — Imbalancen der Aminosäuren im Serum nicht zu erwarten sind, andererseits eine hohe Resorptionsquote angenommen werden darf. Das kalkulierte Aminosäure-Spektrum des Fertigpräparates ist in Abb. 1 wiedergegeben und wird dort mit einer hypothetischen Frauenmilch verglichen, die ebenfalls 2 g Eiweiß enthält.

Die sich ergebenden Abweichungen sind minimal. Insbesondere sind die Zusätze an „kritischen" Aminosäuren wie Tyrosin, Phenylalanin und Methionin geringer, als wenn die entsprechende Menge von Frauenmilch-Proteinen verabreicht würde.

Die Menge von 2 g Eiweiß pro 100 ml bzw. *2,35 g pro 100 Kal.* oder 3,2 g/kg bei Vollernährung deckt die Wachstumsbedürfnisse der kleinen Frühgeburten ohne überschüssige Proteinzufuhr. Der Gehalt entspricht dem von der ESPGAN[25] skizzierten Eiweiß-Optimum.

c) Der Kohlenhydrat-Zusatz besteht ausschließlich aus Polydextrose (ca. 4 % Maltose und 96 % Dextrine). Gegenüber Glucose und Lactose besitzt diese den Vorteil einer ca. 5- bzw. $2\frac{1}{2}$-mal geringeren Osmolarität. Die Assimilation der angebotenen Menge (1,85 g/100 ml) stellt auch für das kleine Frühgeborene mit einer höheren Maltase- (bzw. Glucoamylase-) als Lactase-Aktivität keine Belastung dar.[26]

d) Der Fettzusatz besteht aus MCT-Öl, welches von Frühgeborenen optimal resorbiert wird und möglicherweise auch die Retention von Kalzium begünstigt.[18, 19] Umgekehrt scheint auch die Absorption dieser mittelkettigen Triglyceride durch höheren Kalzium-Zusatz nicht kompromittiert zu werden.[5]

e) Der Kalzium-Zusatz besteht aus zwei Salzen, zur Hauptsache aus Lactat, zum kleineren Teil aus Chlorid. Beide Salze sind gut löslich. Der Vorteil des Chlorids liegt bei einer hohen Kalzium-Menge pro Gewichtseinheit (273 mg/g); das Lactat wurde dem Gluconat ebenfalls wegen eines höheren Kalzium-Anteils und wegen der geringeren Stoffwechsel-Belastung vorgezogen. Die Zufuhr von 2 mmol/100 ml bzw. 2,4 mmol/100 Kal. ergibt bei voller Ernährung ein tägliches Angebot von 130 mg bzw. 3,2 mmol. Diese Menge entspricht ungefähr dem täglichen Bedarf, doch sind wir uns wohl bewußt, daß davon nur zwischen 30 und 70 % retiniert werden. Einem noch höheren Angebot stehen wir zunächst, d. h. vor dem Vorliegen genügender Erfahrungen, noch etwas ambivalent gegenüber (Fettresorption, Osmolarität, etc.). Es liegen allerdings noch keine Beweise vor, daß ein Kalzium-Zusatz auch die Absorption von Frauenmilchfetten kompromittiert. Die von uns gewählte Zugabe wird nicht eine völlige Normalisierung der Skelett-Mineralisation ergeben, aber klinisch relevante Störungen haben wir selbst mit etwas geringeren Kalzium-

156

Zusätzen in den letzten Jahren nicht mehr erlebt. Der Phosphat-Zusatz von insgesamt 40 mg erfolgt als Kalium- und Natrium-Salz. Damit erreichen wir neben der unumgänglich notwendigen Erhöhung der Phosphate vor allem auch eine Verbesserung der Natrium-Zufuhr, die damit 2,2 mmol/kg/Tag ausmacht. Auch die Konzentration der übrigen Elektrolyte entspricht den Empfehlungen der American Academy of Pediatrics, Committee on Nutrition[27] bzw. den Richtlinien der ESPGAN.[28]

f) Der „renal solute load" kann mit 127 mOsm/1 recht tief gehalten werden, die Osmolalität liegt bei 380—390 mOsm/kg H_2O. Damit ist die Gefahrenzone einer hyperosmolaren Ernährung deutlich unterschritten.[27]

g) Alle Kinder erhalten ab dem 3. Lebenstag 800 E Vitamin D und ein Polyvitamin-Präparat (Protovit N, 2 x 4 Tropfen).

Wo liegen die Nachteile der FM_{85}?

Zunächst teilt diese Milch den Nachteil aller auf Frauenmilch-Basis beruhenden Ernährungen, nämlich die stark wechselnde und unterschiedliche und im Einzelfall nicht bekannte Zusammensetzung. Der Fett- bzw. Energie-Gehalt kann mittels des Crematokrit-Wertes[29] allerdings auf einfache Weise annähernd abgeschätzt werden.

Ein zweiter Nachteil: Die Milch schmeckt scheußlich und ist selbt für Frühgeborene kaum zumutbar. Für die kleinen Kinder wird sie allerdings mit der Sonde verabreicht, so daß dieser Umstand nicht ins Gewicht fällt. Er verbietet aber leider eine länger dauernde Fütterung. Dieser schlechte Geschmack wird offensichtlich durch die Lipase-Aktivität der Frauenmilch verursacht. Er ist nur zu beobachten, wenn das Gemisch frischer Frauenmilch zugesetzt wird. Wird es einer adaptierten Milch beigegeben, entsteht daraus eine durchaus trinkbare Milch. Die lipolytische Aktivität führt zu einer Bildung von freien Fettsäuren aus dem MCT, die offensichtlich oxidieren. Freie Fettsäuren scheinen im FM_{85} zwanzigmal höher zu liegen als in normaler Konsummilch.

Der Nahrungsaufbau ist auf Seite 212 „Ernährung von Neugeborenen unter 1 250 g" von D. Mieth und G. Schubiger beschrieben.

Literaturverzeichnis

1 ZIEGLER, E. E., BIGA, R. L., FOMON, S. J.: Nutritional requirements of the premature infant. Textbook of Pediatric Nutrition, edited by R. M. Suskind, Raven Press, New York 1981.

2 SENTERRE, J.: L'alimentation optimale du prématuré. Edition Vaillant-Carmanne S. A., Liège 1976.

3 DAVIES, D. P.: Adequacy of expressed breast milk for early growth of preterm infants. Arch. Dis. Childh. 52:296, 1977.

4 TYSON, J. E., LASKY, R. E., MIZE, Ch. E., RICHARDS, C. J., BLAIR-SMITH, N., WHYTE, R., BEER, A. E.: Growth, metabolic response, and development in very-low-birth-weight infants fed banked human milk or enriched formula. I. Neonatal findings. J. Pediat. 103:95—104, 1983.

5 SHAW, J. C. L.: Evidence for defective skeletal mineralization in low-birth-weight-infants: the absorption of calcium and fat. Pediatrics 57:16—25, 1976.

6 GREER, F. R., STEICHEN, J. J., TSANG, R. C.: Calcium and phosphate supplements in breast milk-related rickets. Amer. J. Dis. Child. 136:581—583, 1982.

7 FOMON, S. J., ZIEGLER, E. E., VÁZQUEZ, H. D.: Human milk and the small premature infant. Amer. J. Dis. Child. 131:463—467, 1977.

8 HIBBERD, C. M., BROOKE, O. G., CARTER, N. D., HAUG, M., HARZER, G.: Variation in the composition of breast milk during the first 5 weeks of lactation: implications for the feeding of preterm infants. Arch. Dis. Childh. 57:658—662, 1982.

9 ATKINSON, S. A., BRYAN, M. H., ANDERSON, G. H.: Human milk: difference in nitrogen concentration in milk from mothers of term and premature infants. J. Pediat. 93:67—69, 1978.

10 SCHÖCH, G.: Persönliche Mitteilung.

11 GROSS, St. J., DAVID, R. J., BAUMAN, L., TOMARELLI, R. M.: Nutritional composition of milk produced by mothers delivering preterm. J. Pediat.96:641—644, 1980.

12 ATKINSON, S. A., RADDE, I. C., CHANCE, G. W., BRYAN, M. H., ANDERSON, G. H.: Macro-mineral content of milk obtained during early lactation from mothers of premature infants. Early Hum. Dev. 4:5—14, 1980.

13 CHESSEX, P., REICHMANN, B., VERELLEN, B., PUTET, G., SMITH, J. M., HEIM, T., SWYER, P. R.: Quality of growth in premature infants fed their own mother's milk. J. Pediat. 102:107—112, 1983.

14 RASSIN, D. K., GAULL, G. E., RÄIHÄ, N. C. R., HEINONEN, K.: Feeding the low-birth-weight infants. IV. Effects on tyrosin and phenylalanine in plasma and urine. J. Pediat. 90:356—360, 1977.

15 KUPFERSCHMID, Ch., POHLANDT, F.: Eiweißbedarf von hypotrophen Früh- und Neugeborenen. In: Aktuelle Probleme der Ernährung im Säuglingsalter. Her-

158

ausgegeben von: A. Rosenkranz und U. Wachtel. Georg Thieme Verlag Stuttgart, New York 1983.

16 McLean, W. C., Fink, B. B.: Lactose malabsorption by premature infants: Magnitude and clinical significance. J. Pediat. 97:383—388, 1980.

17 Auricchio, S., Rufino, A., Mürset, G.: Intestinal glucosidase activities in the human embryo, fetus and newborn. Pediatrics 35:944-954, 1965.

18 Huston, R. K., Reynolds, J. W., Jensen, Ch., Buist, N. R. M.: Nutrient and mineral retention and vitamin D absorption in low-birth-weight infants: Effect of medium-chain triglycerides. Pediatrics 72:44—48, 1983.

19 Tantibhedhyangkul, PH., Hashim, S. A.: Medium-chain triglyceride feeding in premature infants: effects on calcium and magnesium absorption. Pediatrics 61:537—545, 1978.

20 Cavell, B.: Gastric emptying in preterm infants. Acta paediat. Scanc. 68:725—730, 1979.

21 Tobler, W.: unveröffentlicht; pers. Mitteilung.

22 Gleiss, J.: Erfahrungen mit korreliert angereicherter Frauenmilch bei der Ernährung von 118 Frühgeborenen unter 1 400 g Geburtsgewicht. In: Ernährung der Frühgeborenen. Herausgegeben von H. Willi. S. Karger Basel, New York 1965.

23 Lucas, A., Lucas, P. J., Chavin, S. I., Lyster, R. L. J., Baum, J. D.: A human milk formula. Early Hum. Dev. 4:15—21, 1980.

24 Tönz, O., Schubiger, G.: Ernährungsprobleme bei Frühgeborenen. In: L'alimentation du nourrisson. edit. B. Blanc, station fédérale de recherches laitières, Berne 1981.

25 Espgan Committee on Nutrition of the low-birth-weight baby. Brief progress report, May 1983.

26 Senterre, J.: Net absorption of starch in low-birth-weight infants. Acta paediat. Scand. 69:653—657, 1980.

27 Amer. Acad. Ped. Committee on Nutrition: Commentary on breast-feeding and infant formula's, including proposed standards for formulas. Pediatrics 57:278—285, 1976.

28 Espgan Committee on Nutrition: Guidelines on infant nutrition. Acta paediat. Scand., Suppl. 262, 1977.

29 Lucas, A., Gibbs, J. A. H., Lyster, R. L. J., Baum, J. D.: Creamatokrit: simple clinical technique for estimating fat concentration and energy value of human milk. Brit. med. J. 1/1978, 1018.

Ernährungs-„Technik" bei kleinen Frühgeborenen ($<$ 1500 g)

G. Schubiger

Einleitung

Das Wort „Technik" in Zusammenhang mit „Ernährung" zu verwenden, ist unphysiologisch, ja beinahe lieblos. Die Un-physiologie des zu früh geborenen Kindes erfordert aber gerade bei der enteralen Frühernährung die Anwendung einiger Kunstgriffe:
— Spezielle Nahrungsbedürfnisse und besondere Resorptionsverhältnisse führen zum „Lacto-Engineering" und zur Konstruktion einer „optimal-milk".
— Eine beschränkte Magenkapazität erlaubt die Zufuhr von nur kleinen Nahrungsmengen pro Zeiteinheit und fordert die ergänzende Zufuhr über eine „IV-line".
— Die vor der 34. Schwangerschaftswoche nicht voll ausgebildete Saug-Schluckkoordination zwingt uns zur Überbrückung des Pharynx mit einem „feeding-tube".

Drei grundsätzliche Fragen zur Ernährungsmethode sollen hier besprochen und die in unserer Neonatologieabteilung geübte Praxis dargestellt werden.

160

Tabelle 1

Problem	gastrische Sonde	jejunale Sonde	Literatur
Oesophageale Regurgitation Aspiration	+	—	Rhea 70
Anwendbarkeit bei nasalem-CPAP	(+)	+	Beddis 79
Risiko der Perforation/Invagination	(+)	++	Chen 74 / Boros 74
Belastung durch Sondenplazierung	(+)	++	Cheek 73 Hasselmeyer 71
Veränderte Bakterienflora/NEC	—	+	Challombe 74 Vazquez 80
Störung der Fettassimilation	—	+	Roy 77

+ = ist ein Problem
— = ist kein Problem

1. Wo soll die Sondenspitze liegen: gastrisch oder jejunal?

Budin hat um die Jahrhundertwende die *gastrische Milchsondierung* angewendet. Anfang der 70er Jahre wurde zur Verminderung der Aspirationsgefahr die *naso-jejunale Sondenernährung* für Frühgeborene propagiert.[11, 17] Vor allem bei der Anwendung von nasalem-CPAP erhoffte man sich von dieser Methode eine bessere enterale Ernährbarkeit jener Kinder. 1974 erschienen die ersten Warnrufe über lebensbedrohliche Komplikationen, wie intestinale Perforationen und Invaginationen.[1, 7, 12] Diese Komplikationen waren zum Teil durch PVC-Katheter bedingt, die im intestinalen Milieu steif werden können. Später wurden solche Zwischenfälle auch bei Verwendung von weichem Silastic-Material beschrieben.[4] Die Plazierung der Sonde ist recht aufwendig, benötigt Zeit und war in einer größeren Studie von Beddis bei zehn von 54 Frühgeborenen (19 %) innerhalb 72 Stunden technisch nicht möglich.[4] Die Strahlenbelastung bei der Lagekontrolle fällt kaum ins Gewicht. Inwieweit die beobachteten Fälle von nekrotisierender Enterocolitis mit der durch die Sonde veränderten Bakterienflora im Jejunum zusammenhängt, ist umstritten.[10, 23] Die von Roy 1979 beschriebene Störung der Fett- und Kalium-Assimilation bei der jejunalen Ernährung mag bei der Beurteilung dieser Ernährungsmethode ebenfalls ins Gewicht fallen.[18] Eine große, prospektive Studie an 53 Kindern mit einem Geburtsgewicht unter 1 700 g konnte bezüglich möglicher Kalorienzufuhr und Wachstumsparametern keine Unterschiede zwischen gastrischer und transpylorischer Ernährung finden.[16] Eventuell ist ein rascherer Aufbau der Ernährung in den ersten Tagen mit der jejunalen Methode möglich.[25]

Welche Schlußfolgerungen sind daraus zu ziehen? Die transpylorische Ernährung ist eine effektive Methode und ermöglicht in speziellen Fällen (z. B. nach Duodenalatresieoperation) die parenterale Ernährung zu umgehen. Wegen der eingreifenden Sondierungstechnik und der vitalen Komplikationsrisiken soll sie nur von geübtem Personal in speziellen Situationen eingesetzt werden. Geeignetes Sondenmaterial und die kontinuierliche Zufuhr von bakterienarmer und isoosmolarer Milch sind wichtige Voraussetzungen.

2. Wie soll die Sonde gelegt werden: nasal oder oral?

Seit Vengusamy 1969 gezeigt hat, daß die Gastrostomie als Routinemaßnahme zur Nahrungsapplikation bei kleinen Frühgeborenen mit einer erhöhten Mortalität belastet ist, hat diese vorübergehend beliebte Methode heute nur noch in ausgewählten Situationen (z. B. Oesophagus-Atresie), einen Platz.[24] Die Verwendung einer nasalen oder oralen Sonde ist jedoch bei kleinen Frühgeborenen auch nicht komplikationsfrei. Das Einführen der Sonde selbst kann nicht nur zu Verletzungen, sondern durch vagale Reize im Pharynxbereich zu Brady- und Arrhythmien und entsprechenden pO_2-Abfällen führen. In vielen Kliniken wird deshalb die einmal gesteckte Sonde möglichst lange liegen gelassen. Wegen der besseren Fixationsmöglichkeit wird dabei die Nase als Zugang zum Oesophagus verwendet. Daraus resultiert jedoch eine partielle Atemwegsobstruktion, die von Janet Stocks 1980 bei Frühgeborenen gemessen wurde. Bereits ohne Sonde macht der nasale Anteil an Atem-

Tabelle 2

Problem	nasal	oral	Literatur
Schleimhautläsionen/Infekte	++	+	Cheek 73
Vagale Reflexe beim Einlegen	+	+	Hasselmeyer 71
Dislokation bei liegender Sonde	—	++	Rhea 70
Fixationsmöglichkeiten	—	+	
Atemwegsobstruktion	+	—	Stocks 80

wegswiderstand bei den obligat durch die Nase atmenden Neugeborenen 50 % aus. Durch das Einführen einer Sonde (CH 5) durch die schmalere Nasenöffnung hat sich dieser Widerstand bei Kindern weißer Rasse verdoppelt. Beim Benützen der größeren Nasenöffnung wird er gar verdreifacht.[21]
Wir können daraus lernen, daß für die nasale Dauersondierung möglichst dünne Katheter durch das kleiner erscheinende Nasenloch eingeführt werden sollten. Die Verwendung von Kathetern mit Durchmesser unter CH 3,5 führt aber häufig zu Plazierungsschwierigkeiten und zu Unsicherheiten bei der Bestimmung der Magenrestmengen.

3. Welche Formen der Milchapplikation eignet sich am besten: Bolus oder Dauertropf?

Der Wunsch, kleinen Frühgeborenen möglichst früh möglichst viele Kalorien enteral zuzuführen, stößt an die Grenzen der Reservoir- und Entleerungsfunktion des Magens in den ersten Lebenstagen.[9, 20] Bei der *intermittierenden Bolusernährung* (2—3 stündliches Einlaufenlassen einer Nahrungsportion aus 30 cm Höhe oder langsame Applikation mit der Spritze) wurden bei sehr unreifen Kindern — vor allem bei Pflege in Rückenlage — eine Reihe von Komplikationen beobachtet: Magenblähungen, oesophagealer Reflux, Erbrechen und Todesfälle durch Milchaspirationen.[22, 26, 27] Gleichzeitig beeinflußt die rasche Magenfüllung

163

Problem	Bolus	Dauertropf	Literatur
Magendistension/Reflux			Wharton 65
Erbrechen/Aspiration	+	(+)	Barrie 68
			Valmann 72
Einfluß auf Atemmuster/pO_2	++	—	Hasselmeyer 71
			Wilkinson 74
			Barrie 68
Gewichtszunahme/Nahrungsaufbau	—	—	Sann 80
			Aynsley-Green 82
Zeitaufwand für Pflege	++	+	
Einfluß auf Verdauungshormone	(+)	(+)	Aynsley-Green 82
Veränderung der Nahrungszusammen-			Brooke 78
setzung/bakterielle Kontamination	—	+	Bhatia 83

durch Zwerchfellanhebung und möglicherweise vagale Stimulationen das Atemmuster der Kinder. Die mittlere Atemfrequenz steigt an, die Sauerstoffpartial-drücke können dabei abfallen und gehäufte Apnoen wurden im Anschluß an die Ernährung beobachtet.[3, 13, 27] Alle diese Komplikationen hängen aber direkt mit der Geschwindigkeit und der Menge der applizierten Nahrung zusammen. Mehrere Erfahrungsberichte über *gastrische Dauerernährung* bei kleinen Frühgeborenen ab den ersten Lebensstunden zeigen, daß bei geringerer Komplikationsrate und mit weniger Pflegeaufwand die Ernährung über sechs bis zehn Tage voll enteral aufgebaut werden kann und dabei eine adäquate Gewichtszunahme erreicht wird.[19, 22]

Leider sind kontrollierte Studien mit Vergleichsgruppen rar. Aynsley-Green und Mitarbeiter verglichen zwei Gruppen Frühgeborener der 28. bis 34. Schwangerschaftswoche in den ersten 13 Tagen.[2] Die Gewichtszunahme war bei Bolus und Dauertropfnährung identisch, und in beiden Gruppen wurden keine Zwischenfälle beobachtet. Mit seiner Arbeit wollte er jedoch primär die Ausschüttung enteroinsulärer Hormone (Gastrin, Motilin, Insulin und andere) unter kontinuierlicher und intermittierender Ernährung bei Frühgeborenen vergleichen. Tatsächlich besteht abhängig vom Ernährungsmodus nach sechs und 13 Tagen ein anderes Hormonmuster. Z. B. wurde ein konstant höherer Insulinspiegel bei Dauersondierung gemessen, während bei Bolusernährung starke dynamische Schwankungen entstehen. Ähnliches konnte er auch für andere enterale Hormone nachweisen, wobei deren Bedeutung für die Induktion der Darmmotilität und die Regulation des metabolischen Gleichgewichtes noch nicht geklärt ist. Vielleicht erhalten wir aus diesem neuen Gesichtswinkel einen Hinweis für die optimale Ernährungstechnik.

Ein Detail gilt es bei der Dauersondierung — sowohl gastrisch wie jejunal — zu beachten. Bei Verwendung von Frauenmilch kommt es in kurzer Zeit zur sichtbaren Fettansammlung an der Oberfläche des Behälters und je nach Anordnung der Pumpanlage und des Schlauchsystems kann dem Kind der wesentlichste Kalorienträger vorenthalten werden.[8] Wird die Frauenmilch mit Salzen angereichert, so können diese, wie das für Calzium und Phosphor bei Fertigmilchen gezeigt wurde, ausfallen und an den Behältergrund sedimentieren.[6] Eine Milchportion sollte deshalb nicht länger als vier bis sechs Stunden laufen und der Behälter nach Möglichkeit aufgeschüttelt werden. Diese Maximaldauer soll auch wegen des Risikos der bakteriellen Kontamination bei Zimmertemperatur nicht überschritten werden.

Eigene Ernährungs-„Technik"

Nach oralem Absaugen des Magens und Sicherstellung der metabolischen und kardio-respiratorischen Funktionen wird bei allen Neueintritten eine nasogastrische Sonde (CH 3, 5 oder 5) durch das engere Nasenloch eingeführt. Die Auswahl erfolgt nach Augenmaß der Schwester oder nach Prüfung des nasalen „flows" mit Hilfe eines Spiegels. Die Sondenlage wird durch Einblasen von 2 ml Luft unter Auskultation der Magengegend kontrolliert. Zur Prüfung der Magendurchgängigkeit wird

2—5 ml Glukose 5 % sondiert und der Magenrest nach zwei Stunden beurteilt.

Nach vier Stunden beginnt die Ernährung mit „optimal-milk", wovon am 1. Tag alle zwei Stunden 1—2 ml/kg sondiert werden. Der weitere Aufbau der Nahrung sowie die parenteralen Zusätze können von den Schwestern für die ersten zehn Tage von einem Stations-„Rechenschieber" entsprechend dem Geburtsgewicht abgelesen werden. In den ersten drei Tagen verwenden wir bei allen Frühgeborenen ausschließlich die Bolusernährung. Einerseits sind die einzelnen Portionen dabei so klein, daß keine Nebenwirkungen zu befürchten sind und andererseits kann die Verdauungsfunktion als guter Maßstab für den Allgemeinzustand durch Magenrestbestimmung vor jeder Mahlzeit überprüft werden.

Am dritten Tag kann die Menge einer Bolusmahlzeit die Kapazität und die Entleerungsfunktion des Magens eines kleinen Frühgeborenen überfordern. Deshalb wechseln wir bei Kindern mit einem Geburtsgewicht unter 1 300 g auf kontinuierliche Milchzufuhr. Die Tagesmenge wird auf vier Portionen aufgeteilt. Eine Portion wird während vier Stunden mit einem Spritzenautomat (Fresenius) verabreicht. Es folgen Zwei-Stunden-Pausen, wonach erneut der Magenrest und die Sondenlage kontrolliert werden.

Wir achten darauf, daß die Spritzenpumpe vertikal mit Öffnung nach oben angeordnet ist. Unsere Stichproben mit Messungen des Crematokriten nach Lucas und der Calzium- und Phosphor-Konzentrationen in einzelnen Portionen haben gezeigt, daß während vier Stunden keine wesentliche Separation einsetzt und somit das Kind die berechneten Nahrungsbestandteile tatsächlich bekommt.[15] Die naso-gastrische Sonde wird nur bei Dislokation gewechselt. Die Milchspritze und das Schlauchsystem werden in der Nahrungspause heiß gewaschen und alle 24 Stunden erneuert.

Die gastrische Dauersondierung führen wir solange durch, bis die Kinder 1 500 g erreichen oder bis bei unruhigen Kindern das Risiko der Sondendislokation zu groß wird. Alle Kinder liegen während der Ernährung in Bauchlage und erhalten seit den interessanten Untersuchungen von Bernbaum einen Schnuller, um ihre Saug-Schluckkoordination trainieren zu können.[5] Zwischenfälle haben wir bisher keine beobachtet.

Zusammenfassung

Verschiedene Varianten der Sondenernährung stehen für die frühe enterale Ernährung kleiner Frühgeborener zur Verfügung. Das Abwägen der Vor- und Nachteile dieser bekannten Techniken haben in unserer Station die dauernd liegende naso-gastrische Sonde zur Routine werden lassen. Bei Kindern unter 1 300 g wird die Milch als Dauer-„Tropf", bei größeren als intermittierende Bolusgabe verabreicht. Wie bei allen neonatologischen Techniken ist zur Verhütung von Zwischenfällen die Geschicklichkeit, die Beobachtungsgabe und das affektive Engagement der pflegenden Schwestern genau so wichtig, wie die Kenntnisse der theoretischen Grundlagen durch die Ärzte.

Zum Schluß sei Apley zitiert: Die Ernährung eines Säuglings ist nicht einfach eine mechanische Angelegenheit wie das Auffüllen des Benzintankes eines Autos.[1]

Literaturverzeichnis

1 APLEY, L., MAC KEITH, MEADOW, R.: The child and his symptoms. 3rd ed. Blackwell Scientific Publ., Oxford, 1978.
2 AYNSLEY-GREEN, A., ADRIAN, T. E., BLOOM, S. R.: Feeding and the development of enteroinsular hormone secretion in the preterm infant: Effects of continuous gastric infusions of human milk compared with intermittent boluses. Acta paediat. scand.71, 379, 1982.
3 BARRIE, H., LOND, M. D.: Effect of feeding on gastric and oesophageal pressures in the newborn. Lancet ii, 1158, 1968.
4 BEDDIS, J., MCKENZIE, S.: Transpyloric feeding in the very low birthweight (1 500 g and below)) infant. Arch. Dis. Childh., 54, 213, 1979.
5 BERNBAUM, J. C., PEREIRA, G. R., WATKINS, J. B., PECKHAM, G. J.: Nonnutritive sucking during gavage feeding enhances growth and maturation in premature infants. Pediatrics 71, 41, 1983.
6 BHATIA, J., FOMON, S. J.: Formulas for premature infants: Fate of the calcium and phosphorus. Pediatrics 72,37, 1983.
7 BOROS, S., REYNOLDS, J. W.: Duodenal perforation: A complication of neonatal nasojejunal feeding. J. Pediat. 85, 107, 1974.
8 BROOKE, O. G., BARLEY, J.: Loss of energy during continuous infusions of breast milk. Arch. Dis. Childh. 53, 344, 1978.

9 CAVELL, B.: Reservoir and emptying function of the stomach of the premature infant. Acta paediat. scand. suppl. 296, 1981.

10 CHALLACOMBE, D.: Bacterial microflora in infants receiving nasojejunal tube feeding. J. Pediat. 85, 113, 1974.

11 CHEECK, J. A., STAUB, G. F.: Nasojejunal alimentation for premature and full-term newborn infants. J. Pediat. 82, 955, 1973.

12 CHEN, J. W., WONG, P. W. K.: Intestinal complications of nasojejunal feeding in low-birth-weight infants. J. Pediat. 85, 109, 1974.

13 HASSELMEYER, E. G., HON, E. H.: Effects of gavage feeding of premature infants upon cardiorespiratory patterns. Milit. Med. 136, 252, 1971.

14 HEIRD, W. C.: Nasojejunal feeding: A commentary. J. Pediat. 85, 111, 1974.

15 LUCAS, A., GIBBS, J. A. H., LYSTER, R. L. J., BAUM, J. D.: Creamatocrit: simple clinical technique for estimating fat concentration and energy value of human milk. Brit. med. J., 1, 1018, 1978.

16 PEREIRA, G. R., LEMONS, J. A.: Controlled study of transpyloric and intermittent gavage feeding in the small preterm infant. Pediatrics 67, 68, 1981.

17 RHEA, J. W., KILBY, J. O.: A nasojejunal tube for infant feeding. Pediatrics 46, 36, 1970.

18 ROY, R. N., POLLNITZ, R. P., HAMILTON, J. R., CHANCE, G. W.: Impaired assimilation of nasojejunal feeds in healthy low-birth-weight newborn infants. J. Pediat. 90, 431, 1977.

19 SANN, L., RIGAL, J., BOURGEOIS, GENOUD, J., BETHENOD, M.: Alimentation du nouveau-né de très petit poids de naissance. Pédiatrie, Lyon 35, 5, 1980.

20 SILVERMAN, W. A.: Dunham's premature infants, 3rd ed. Harper & Row, New York, 1961.

21 STOCKS, J.: Effect of nasogastric tubes on nasal resistance during infancy. Arch. Dis. Childh. 55, 17, 1980.

22 VALMAN, H. B., HEATH, C. D., BROWN, R. J. K.: Continuous intragastric milk feeds in infants of low birth weight. Brit. med. J. 3, 547, 1972.

23 VAZQUEZ, C., ARROYOS, A., VALSS, I SOLER, A.: Necrotising enterocolitis. Increased incidence in infants receiving nasoduodenal feeding. Arch. Dis. Childh. 55, 826, 1980.

24 VENGUSAMY, S., PILDES, R. S., RAFFENSPERGER, J. F., LEVINE, H. D., CORNBLATH, M.: A controlled study of feeding gastronomy in low-birth-weight infants. Pediatrics 43, 815, 1969.

25 WELLS, D. H., ZACHMANN, R. D.: Nasojejunal feedings in low-birth-weight infants. J. Pediat. 87, 276, 1975.

26 WHARTON, B. A., BOWER, B. D.: Immediate or later feeding for premature babies? Lancet ii, 969, 1965.

27 WILKINSON, A, YU, V. Y. H.: Immediate effects of feeding on blood-gases and some cardiorespiratory functions in ill newborn infants. Lancet i, 1083, 1974.

Diskussion Vortrag Tönz, Schubiger

Beginn der peroralen Ernährung.

SCHUBIGER: Ab der dritten Lebensstunde, vorausgesetzt, das Kind ist nicht sehr krank.
SENTERRE: Keine p. o. Ernährung während der ersten 48 Stunden. (Für Kontroverse siehe S. 185).

Normaler Magenrest.

SCHUBIGER: Dazu liegen keine Angaben vor. Ab 2 ml pro Mahlzeit — gemessen vor der nächsten Mahlzeit — wird es besorgniserregend.

Bolus-Ernährung. Soll der Schlauch bei jeder Mahlzeit ausgewechselt werden?

SCHUBIGER: Nein, einmal täglich.

Ständige Mageninfusion. Dislokation des Magenschlauchs?

SCHUBIGER: Diese Gefahr besteht bei aktiven Kindern. In solchen Fällen kann vorübergehend Bolus-Ernährung angewandt werden.

Erhöhtes Vorkommen von Frauenmilch-Ikterus,
wenn MCT-angereicherte Milch verwendet wird.

Tönz: Wurde nicht beobachtet.

Senterre: kommentiert die von Tönz vorgeschlagene Ernährungsmöglichkeit:

Die Verteilung von Protein (9,4 %), Fett (49 %) und Kohlenhydrat (41,6 %) ist ideal. Der Proteingehalt von 2 g/100 ml ist gut und bestimmt nicht zu hoch. Es ist eine gute Idee, ein nicht antigenes Protein zu verwenden. Es ist bekannt, daß 1 g mittelkettige Triglyceride (MCT) gut aufgenommen werden. Ich weiß nicht, wie sich MCT vermischt mit Frauenmilch im Stoffwechsel verhalten. Man kann annehmen, das infundierte MCT zu 100 % oxydiert werden, aber darüber brauchen wir mehr Informationen. Meiner Meinung nach ist es wahrscheinlich besser, die Polymer-Glukose zu erhöhen und die MCT wegzulassen.

Kalzium mit 80 mg/100 ml und Phosphor mit 40 mg/100 ml ist ideal, da so das Kind täglich bis zu 120 oder 130 mg Kalzium und 60 bis 70 mg Phosphor bekommt.

Die Natriumaufnahme von 2 mosm/l dürfte für die vier ersten Lebenswochen genügen, danach müßte wahrscheinlich etwas mehr gegeben werden, um eine Späthyponatriämie zu vermeiden. Ich sehe keine Angaben zu Magnesium, aber ich habe auch keine genauen Empfehlungen dazu. Meiner Erfahrung nach war kein Magnesiummangel festzustellen, wenn die Magnesiumaufnahme 5 mg/kg/Tag betrug, was 160 ml Kuhmilch entspricht.

„Künstliche" Frauenmilch

Moro, Mailand: Es wurde über Frauenmilch, angereichert mit Kuhmilch-Protein, gesprochen. Ich glaube, daß es etwas noch Besseres als diese „gute" Milch gibt, nämlich die sogenannte Frauenmilch-Formula. In unserer Abteilung verwenden wir seit einem Jahr diese Art Nahrung: frische Frauenmilch, angereichert mit Protein, das aus zusätzlicher Frauenmilch gewonnen wird. Das Verfahren ist nicht sehr kompliziert und man hat dann ein Pulver, das der Milch beigefügt wird. Fett kann ebenfalls nach Bedarf hinzugegeben werden.

TÖNZ: Ich halte dieses Verfahren für wertvoll, aber auch für ein wenig umständlich.

SENTERRE: Ich spreche mich auch für ein derartiges Präparat aus, möchte aber betonen, daß Frauenmilch zu wenig Mineralstoffe, besonders Kalzium und Phosphor, hat.

Frische Spenderinnen-Milch, Gefahren?

DUC: Als wir frische Spenderinnen-Milch auf unserer Station verwendeten, beobachteten wir eine Zytomegalie-Infektion, die wahrscheinlich durch die Milch der fremden Mutter verursacht wurde. Seither geben wir den Kindern keine fremde frische Frauenmilch mehr. Wenn wir keine von der Mutter haben, pasteurisieren wir die Milch nach Baum (J. H. Gibbs' Early Human Devel. 1, 227, 1977). Die Zusammensetzung der Milch, die auf unserer Station verwendet wird, ist der von Tönz vorgeschlagenen sehr ähnlich. In nächster Zeit wollen wir versuchen, eine Übereinkunft zwischen Schweizer Neonatologen zu finden, um alle SNGG gleich zu ernähren.

Kuhmilch-Protein und atopische Dermatitis bei Frühgeborenen.

ANTWORT: Es liegen keine guten kontrollierten Studien vor. In einer retrospektiven Untersuchung, in der Duc und Danthine Termingeborene, die mit Muttermilch und Formula ernährt wurden, und Frühgeborene, die alle vom ersten Tag an mit Kuheiweiß (2 g/kg/Tag) angereicherter Frauenmilch ernährt wurden, war paradoxerweise im 1. Lebensjahr ein geringeres Vorkommen der Dermatitis bei der Gruppe der Frühgeborenen zu beobachten.

SHMERLING: Bei Kuhmilch-Unverträglichkeit von Geschwistern und/oder atopischen Krankheiten der Mutter sollte Kuhmilch-Protein während der ersten Lebensmonate vermieden werden.

DUC: Eine Kuhmilch-Unverträglichkeit wurde beobachtet, wenn Kuhmilch-Proteine nach einer NEK gegeben wurden.

Ideale Gewichtszunahme bei SNGG

SENTERRE: Ich halte die stärkste Gewichtszunahme nicht unbedingt für
die ideale. Meiner Meinung nach hat die Mehrzahl der SNGG im Alter
von 40 Gestationswochen zuviel Fett, verglichen mit den Termingeborenen. Die Konsequenz dieser Fetteinlagerung für später ist nicht klar.
Ideal wäre, wenn die SNGG, wenn sie diesen Termin extrauterin erreichen, die gleiche Körperzusammensetzung hätten, wie das termingeborene Kind.

Notiz von Tönz nach Symposiumschluß

Weitere Diskussionen über die Formula FM_{85} haben ergeben, daß die
Zugabe von MCT-Öl vom praktischen Gesichtspunkt her gesehen mehr
Nachteile als wirkliche Vorzüge für das Kind hat. Wir schlagen deshalb
eine leicht veränderte Formula vor, die etwa die gleiche Kalorienmenge,
aber mehr Kohlenhydrate enthält. Die Energieverteilung ist noch zweck-
dienlich, und die Polyglucose sollte immer noch zu absorbieren sein.
Außerdem wurde eine kleine Menge Mg^{++} hinzugefügt, die sich auf 5 g/
100 ml Frauenmilch beläuft. Die Osmolalität der Zugabe in 5 % wässeri-
ger Lösung ist 94, die von angereicherter Milch 390 bis 400 mosm/kg
H_2O. (Siehe D. Mieth und G. Schubiger, Seite 212).

Risiken im Zusammenhang mit dem Legen von nasogastralen Sonden für Tropf-Ernährung

E. Eggermont, D. Lecoutere, H. Devlieger, J. Jaeken

Auf den meisten Neugeborenen-Intensivstationen wird das Legen von nasogastralen Ernährungssonden gegenwärtig praktiziert. Wie Dweck bereits gezeigt hat,[1] gibt es eine Vielzahl von Komplikationen, beim einzelnen Team jedoch nur eine begrenzte Anzahl.

In jüngster Zeit sahen wir uns einer außergewöhnlich hohen Zahl von Unfällen durch falschgelegte Sonden gegenüber. Die sorgfältige Überprüfung von Methode und Material ergab, daß das gehäufte Vorkommen von falschgelegten nasogastralen Sonden mit dem Eintreffen einer neuen Lieferung von Sonden zusammenhing.

Zwischen dem 30. Juni und dem 21. Oktober 1983 wurden insgesamt 750 Ernährungssonden (Argyle CH5 — Charge 8888—26 1008) verwendet. Etwa 20 % davon konnten nicht erfolgreich gelegt werden. Zu unbeabsichtigter Trachealintubation kam es dreimal, zu Schleimhauttrauma und Blutungen im nasopharyngalem Raum viermal. Bei allen erfolglosen Versuchen, nasogastrale Sonden zu legen, sowie bei den vier Fällen von nasopharyngalem Trauma wurde ein außergewöhnlich starkes Verwinden der Sonde in den oberen Luftwegen beobachtet.

Genaueste Betrachtung der Ernährungssonden ergab drei Faktoren, die zu einer Fehlstellung führen:

1. Die Spitze der Ernährungssonden 8888—26 1008 war etwas schärfer

und härter, was leicht zu Rissen in der nasopharyngalen Schleimhaut führte;

2. das zweitletzte Loch war etwas größer und bildete so eine Schwachstelle und

3. kam es zu starkem Verwinden der Sonden, das an Mäanderlinien von Flüssen erinnerte.

Wir danken der Firma Sherwood, die uns bei der Beseitigung der unerwünschten Nebenwirkungen half.

Besonders auf Neugeborenen-Intensivstationen ist die ständige Überwachung der Nebenwirkungen von Medikamenten, der unerwünschten Reaktion auf Nahrung und der Risiken im Zusammenhang mit technischen Hilfsmitteln unumgänglich. Geringfügige technische Veränderungen können das Zusammenwirken von Medikamenten, Nahrung und Instrumenten, die in der Pflege der kleinen Frühgeborenen eingesetzt werden, sehr stark beeinflussen.

Literaturverzeichnis

1. DWECK:, H. S.: Feeding the prematurely born infant; Clin. Perinatol. 2:183–202, 1975.
2. LEOPOLD, L. B., LANGBEIN, W. B.: River meanders,"; Sci. Am. 214:60–70, 1966.

Die Rolle der peroralen Ernährung
bei der Entstehung
der nekrotisierenden Enterokolitis

G. Duc, F. Fête

Bei einem Symposium, das sich mit der Ernährung von VLBW-Kindern (< 1500 g) befaßt, kann die Frage der Bedeutung der oralen Nahrungszufuhr für die Entstehung der nekrotisierenden Enterokolitis (NEK) nicht umgangen werden. Aus diesem Grunde möchten wir hier einige Daten aus der Literatur zu den Ernährungsfaktoren zusammenfassen, die möglicherweise für diese Krankheit verantwortlich sind:

1. Wirkung der peroralen verglichen mit der parenteralen Ernährung.
2. Wirkung der frühen verglichen mit der späten peroralen Ernährung.
3. Wirkung der gastrischen verglichen mit der duodenalen oder jejunalen Ernährung.
4. Wirkung der Nahrungsmenge (pro Gabe oder pro Tag).
5. Wirkung der Osmolarität der Milch.
6. Wirkung der Frauenmilch verglichen mit künstlicher Ernährung.

1. Wirkung der peroralen verglichen mit der parenteralen Ernährung

Weil die meisten Säuglinge mit NEK schon vor Ausbruch ihrer Krankheit per os ernährt worden sind, steht diese Art der Nahrungszufuhr im Ver-

Tabelle 1: Nekrotisierende Enterokolitis bei nicht per os ernährten
Säuglingen

	Säuglinge mit NEK	
	total	nicht per os ernährt
Krouskop, 1974 [16]	24	3 (12,5 %)
Santulli, 1975 [27]	64	1 (1,5 %)
Ponté, 1977 [23]	64	1 (1,5 %)
Yu, 1977 [30]	44	6 (13,5 %)
Bell, 1978 [3]	27	2 (7 %)
Roulet, 1979 [26]	19	2 (11 %)
Amiel-Tison, 1980 [1]	30	1 (3 %)
Goldmann, 1980 [11]	26	1 (4 %)
Gregory, 1981 [12]	42	1 (2,5 %)
Kliegman, 1981 [14, 15]	123	3 (2,5 %)
Total	573	28 (5 %)

dacht, eine größere Rolle in der Entstehung dieser Erkrankung zu spielen. Dies ist jedoch ein sehr schwaches Argument, wenn man bedenkt, daß die überlebenden Säuglinge, die diese Krankheit nicht hatten, auch alle per os ernährt worden sind; man könnte sogar daraus schließen, daß die perorale Ernährung eine Schutzwirkung hat.
Unseres Wissens existiert keine kontrollierte Studie, die die perorale mit der parenteralen Ernährung vergleicht. Es wurde lediglich die transpylorische mit der parenteralen Ernährung in einer kontrollierten Studie verglichen.[10] 59 Säuglinge mit einem Geburtsgewicht von weniger als 1 500 g wurden entweder ausschließlich parenteral oder transpylorisch ernährt. Die Mortalität war bei beiden Gruppen ähnlich. Die parenterale Ernährung hatte keine vorteilhafteren Auswirkungen auf das Wachstum. Systematische bakterielle Infektionen waren häufiger bei der parenteral ernährten Gruppe, NEK häufiger bei der transpylorisch ernährten Gruppe. Die perorale Ernährung kann nicht als einziger Faktor für die NEK betrachtet werden, da die Krankheit auch ohne perorale Zufuhr beobachtet worden ist.

176

Tabelle 1 gibt eine Zusammenfassung der zwischen 1974 und 1982 über Säuglinge mit NEK veröffentlichten Arbeiten, die den Beginn der peroralen Ernährung angeben. In 28 dieser Fälle (5 %) setzte die Krankheit vor der peroralen Ernährung ein. Ihr Auftreten war besonders häufig bei den Beobachtungen von Krouskop (12,5 %) (16 %), Yu (13,5 %) [30] und Roulet (11 %).[26]

Unter den Neugeborenen mit NEK ohne perorale Ernährung wurden hauptsächlich asphyktische, schwer kranke Frühgeborene mit sehr geringem Geburtsgewicht und hoher Sterblichkeit beobachtet. Diese hatten oft keine klinischen Anzeichen einer intestinalen Erkrankung, die Diagnose ergab sich bei der Autopsie. Für gewöhnlich wurde bei der histologischen Untersuchung keine Pneumatosis intestinalis festgestellt. Möglicherweise gehören diese Fälle einer anderen pathologischen Gruppe an.

2. Wirkung der frühen verglichen mit der späten peroralen Ernährung

Ein enger Zusammenhang existiert zwischen dem Auftreten klinischer Symptome der NEK und der ersten Nahrungsgabe, obwohl diese in verschiedensten postnatalen Altersstufen verabreicht wurde. Z. B. wurden 80 Säuglinge mit NEK retrospektiv untersucht, die ihre erste perorale Nahrung im Alter zwischen zwei Stunden und 18 Tagen erhielten.[16, 17] Bei 65 % der Patienten traten die ersten Symptome innerhalb 48 Stunden, bei 90 % innerhalb der nächsten vier Tage auf. Da jedoch die Säuglinge, die während der ersten drei Tage nach ihrer ersten Mahlzeit Symptome aufwiesen, im allgemeinen im Alter von weniger als 48 Stunden ernährt worden waren, scheint eine später begonnene Nahrungszufuhr das Auftreten erster Symptome der Krankheit zu verzögern.[18] Die beiden Versuchsgruppen sind jedoch in Bezug auf Gestationsalter und Geburtsgewicht nicht vergleichbar.[17]

Frantz und Mitarbeiter[9] haben retrospektiv eine kontrollierte Gruppe von Säuglingen, die keine intestinalen Symptome aufwiesen, ausgewählt und ihren eigenen NEK-Patienten gegenübergestellt. Ein statistisch signifikanter Teil der kontrollierten Gruppe war noch nicht ernährt worden bis zu dem Lebenstag, an dem die zu vergleichenden betroffenen Säuglinge, die alle ernährt wurden, an NEK erkrankten.

Der Beginn der peroralen Ernährung erst nach der ersten Lebenswoche schützt nicht ganz gegen die NEK,[12] scheint aber ihr Auftreten zu verringern, wie durch einen nicht kontrollierten Versuch[8] gezeigt wurde. Man gelangt zu dem Schluß, daß die perorale Ernährung vor 48 Stunden mit frühem und möglicherweise häufigerem Auftreten von NEK in Verbindung steht, während ein später Beginn der peroralen Ernährung keine Schutzfunktion hat.

3. Wirkung der gastrischen verglichen mit der duodenalen oder jejunalen Ernährung

Bisher hat unseres Erachtens keine Kontrolluntersuchung diese beiden Ernährungstechniken als mögliche Faktoren der Pathogenese der NEK gegenübergestellt. Die Krankheit ist bei gastrisch ebenso wie bei duodenal und jejunal ernährten Säuglingen beobachtet worden.

4. Wirkungen der Nahrungsmenge

Man könnte vermuten, daß eine intestinale Überdehnung durch große Nahrungsmengen eine Schleimhautischämie hervorruft und damit die NEK verursacht. In einer retrospektiven Untersuchung fanden Book und Mitarbeiter[5] heraus, daß bei einem Ernährungsschema, in welchem die Steigerung der Nahrungsmenge mehr als 20 ml/kg/Tag betrug, eine größere Anzahl von Säuglingen unter NEK litten als bei einer Steigerung von 9 ml/kg/Tag. Diese Beobachtung konnte durch dieselben Autoren[5] bei einer retrospektiven Kontrolluntersuchung nicht bestätigt werden, die die Steigerung in Schritten von 20 ml/kg/Tag mit solchen von 10 ml/kg/Tag verglichen hatten. Bei dieser letzten Untersuchung war die maximale per os verabreichte Nahrungsmenge pro Tag 150 ml/kg; die Anzahl der Fütterung ist nicht angegeben.[5] Auf mögliche Auswirkungen der Nahrungsmenge wurde auch durch andere retrospektive Beobachtungen hingewiesen. So sind z. B. von Goldman[11] von 26 in einem Zeitraum von 13 Jahren vorgekommenen Fällen von NEK 25 innerhalb einer Periode von drei Jahren beobachtet worden; in diesen drei Jahren war in seiner Abteilung eine große Nahrungsmenge per os die Regel. Zusammenfassend kann man sagen, daß die Beziehung zwischen Nahrungsmenge und NEK noch unklar ist. Es scheint, als ob „zu viel" nicht „gut" ist, aber was ist „zu viel"? Eine kontrollierte Studie zeigte, daß eine Steigerung der Nahrungsmenge von 20 ml/kg/Tag gleich häufig zu einer NEK führte wie bei einer Steigerung von 10 ml/kg/Tag. Möglicherweise ist eine Steigerung von mehr als 20 ml/kg/Tag schädlich.

5. Wirkung der Osmolarität der Milch

Hyperosmolare Nährlösungen (600 bis 1 300 mosmol/l) lösen bei isoliertem Rattendarm Schleimhautveränderungen aus.[7] Bei neugeborenen Ziegen ruft eine Erhöhung der Osmolarität der Nährlösung von 300 auf 400 mosmol/l intestinale Schleimhautnekrosen und eine Kolitis, jedoch keine Pneumatosis, hervor. Diese Veränderungen treten jedoch nur bei vorheriger Kolonisierung mit Kolibakterien auf.[19, 20] Beim Vergleich einer adaptierten Milch (300 mosmol/l) mit einem Kaseinhydrolysat (650 mosmol/l) beobachteten Book und Mitarbeiter[4] einen dramatischen Anstieg der Häufigkeit von NEK bei Frühgeborenen mit weniger als 1 200 g Geburtsgewicht, denen nach 24 Lebensstunden das hyperosmolare Hydrolysat verabreicht wurde. Eine lokale NEK wurde in einem Abschnitt des Jejunum bis 10 cm über der Spitze der Sonde entdeckt, durch die die hyperosmolare Nährlösung gegeben worden war.
Eine interessante Beobachtung machte Willis[29] während einer Stoffwechselstudie bezüglich des Mineralbedarfs bei Säuglingen unter 1 400 g.
Die Verabreichung einer Kalziumlaktat-Lösung in 20 % Glukose (1 700 mosmol/l) wurde mit einer dramatischen Häufung der NEK (46 %) in Verbindung gebracht. Die Erkrankungen gingen auf 14 %, als die hyperosmolare Lösung durch eine Kalziumlaktat-Lösung mit 480 mosmol/l ersetzt wurde.
Der Schluß liegt nahe, daß die Osmolarität der Nährlösung eine wichtige

Rolle bei der Entstehung von NEK spielt, zumindest bei einer Osmolarität von über 650 mosmol/l.

6. Wirkung der Frauenmilch verglichen mit künstlicher Ernährung

Der schützende Einfluß von frischer Muttermilch ist bei neugeborenen Ratten eindeutig gezeigt worden.[2] Dieselben Forscher haben gezeigt, daß die schützenden Faktoren der Milch leicht durch das Material der verwendeten Sammelgefäße sowie durch Pasteurisierung oder Kühlung verändert werden können. Die Schutzwirkung von Frauenmilch auf den neugeborenen Menschen ist noch nicht nachgewiesen worden. In der Literatur zu diesem Thema fanden wir acht Arbeiten, die Fälle von NEK mit den Ernährungspraktiken in Verbindung gebracht haben. 50 Säuglinge von insgesamt 294 erfaßten Kindern (17 %) waren vor dem Auftreten der Krankheit mit Frauenmilch ernährt worden (Tabelle 2).

Man kann also zusammenfassen, daß eine NEK auch bei Neugeborenen aufgetreten ist, die mit Frauenmilch ernährt worden sind. Da die Milch meistens durch Kühlung, Einfrieren oder Pasteurisieren modifiziert wurde, sind möglicherweise die schützenden Eigenschaften verändert worden, die bei den Ratten beobachtet worden sind. Die Schutzfunktion frischer Frauenmilch ist noch nicht systematisch und kontrolliert untersucht worden.

Schlußfolgerungen

1. Die NEK ohne Pneumatose wurde bei schwer kranken LBW-Kindern beobachtet, die nicht per os ernährt wurden.
2. Eine frühe perorale Ernährung wird von frühen Symptomen begleitet. Eine hinausgezögerte Ernährung über eine Woche schützt nicht vor der Krankheit.
3. NEK wurde sowohl bei peroral wie auch bei duodenal-jejunal ernährten Neugeborenen beobachtet.
4. Eine Steigerung der Nahrungsmenge um 10 oder 20 ml/kg/Tag hat

Tabelle 2: Nekrotisierende Enterokolitis bei mit Frauenmilch ernährten
Säuglingen

	Säuglinge mit NEK		
	total	mit Frauenmilch ernährt	
Bunton, 1977 [6]	15	13 (87 %)	Pasteurisierte Frauenmilch
Reisner, 1977 [25]	2	2 (100 %)	Gekühlte Frauenmilch
Yu, 1977 [30]	44	2 (4,5 %)	Frauenmilch
Kliegman, 1979 [13]	22	3 (14 %)	Gekühlte Frauenmilch
Moriartey, 1979 [22]	40	15 (37,5 %)	Tiefgefrorene Frauenmilch
Maria, 1980 [21]	36	2 (5,5 %)	Muttermilch
Powell, 1980 [24]	12	4 (33 %)	Frauenmilch
Kliegman, 1981 [14, 15]	123	9 (7 %)	Gekühlte Frauenmilch
Total	294	50 (17 %)	

das Auftreten der NEK nicht beeinflußt. Empirische Beobachtungen
deuten darauf hin, daß eine Steigerung über 20 ml/kg/Tag gefährlich
sein könnte.

5. Eine Erhöhung der Osmolarität einer Nährlösung auf 650 mosmol/l
wurde mit einem vermehrten Auftreten der Krankheit in Verbindung
gebracht. Die kritische Grenze für die Osmolarität einer Nahrung ist
nicht bekannt.

6. Die bei der Ratte beobachtete Schutzwirkung von Muttermilch konnte
beim Menschen nicht nachgewiesen werden. Es ist möglich, daß die
schützenden Faktoren der Frauenmilch durch Sammel-, Konservie-
rungs- und Anwendungstechniken verändert wurden.

Literaturverzeichnis

1 AMIEL-TISON, C., LEBRUN, F., DIALLO, P., SUREAU, C.: L'entérocolite ulcéro-
nécrosante du nouveau-né. Une épidémie en maternité. Méd. et Hyg. 38,
1706—1710, 1980

2 BARLOW, B., SANTULLI, T. V., HEIRD, W. C. et al.: An experimental study of acute neonatal enterocolitis — the importance of breast milk. J Pediatr Surg 9, 587—595, 1974.

3 BELL, MARTIN, J, FEIGIN, RALPH D., TERNBERG, JESSIE, L., BROTHERTON, THOMAS: Evaluation of gastrointestinal microflora in necrotizing enterocolitis. J Pediatr 92, 589—592, 1978.

4 BOOK, L. S., HERBST, J. J., ATHERTON, S. O., JUNG, A. L.: Necrotising enterocolitis in low-birth-weight infants fed on elemental formula. J Pediatr 87, 602—605, 1975.

5 BOOK, L. S., HERBST, J. J., JUNG, A. L.: Comparison of fast- and slow-feeding rate schedules to the development of necrotizing enterocolitis. J Pediatr 89, 463—466, 1976.

6 BUNTON, G. L., DURBIN, G. M., McINTOSH, N. et al.: Necrotizing enterocolitis. Controlled study of 3 years' experience in a neonatal intensive care unit. Arch Dis Child 52, 772—777, 1977.

7 COOPER, M., TEICHBERG, S., LIFSHITZ, F.: Alteration in rat jejunal permeability to a macromolecular tracer during a hyperosmotic load. Lab Invest 38, 447—453, 1978.

8 EYAL, F., SAGI, E., ARAD, I., AVITAL, A.: Necrotising enterocolitis in the very low-birth-weight infant: expressed breast milk feeding compared with parenteral feeding. Arch Dis Child 57, 274—276, 1982.

9 FRANTZ, IVAN D. III, L'HEUREUX, PHILIPPE, ENGEL, ROLF, R., HUNT, CARL E.: Necrotizing enterocolitis. J Pediatr 86, 259—263, 1975.

10 GLASS, E. J., HUME, R., LANG, M. A., FORFAR, J. O.: Parenteral nutrition compared with transpyloric feeding. Arch Dis Child 59, 131—135, 1984.

11 GOLDMANN, H. I.: Feeding and necrotizing enterocolitis. Am J Dis Child 134, 553—555, 1980.

12 GREGORY, J. R., CAMPBELL, J. R., HARRISON, M. W., CAMPBELL, T. J.: Neonatal necrotizing enterocolitis. A 10 years experience. Am J Surg 141, 562—567, 1981.

13 KLIEGMAN, R. M., PITTARD, W. B., FANAROFF, A. A.: Necrotizing enterocolitis in neonates fed human milk. J Pediatr 95, 450—453, 1979.

14 KLIEGMAN, R. M., FANAROFF, A. A.: Neonatal necrotizing enterocolitis, a nine year experience. I. Epidemiology and uncommon observations. Am J Dis Child 135, 603—607, 1981.

15 KLIEGMAN, R. M., FANAROFF, A. A.: Neonatal necrotizing enterocolitis, a nine year experience. II. Outcome assessment. Am J Dis Child, 135, 608—611, 1981.

16 KROUSKOP, R. W., BROWN, E. G., SWEET, A. Y.: The relationship of feeding to necrotizing enterocolitis. Pediatr Res 8, 383, 1974.

17 KROUSKOP, R. W.: Influence of Feeding Practices in Neonatal Necrotizing Enterocolitis. E. G. Brown and A. Y. Sweet. Editors Grune and Stratton, 57—68, 1980.

18 LE GUENNEC, J. C., TEASDALE, F., BARD, H., DORAY, B.: Necrotizing enterocolitis: The relationship of age of onset and prognosis. Pediatr Res 13, 499, 1979.

19 DE LEMOS, R. A., ROGERS, J. H., MC LAUGHLIN, G. W.: Experimental production of necrotizing enterocolitis in newborn goats. Pediatr Res 8, 380, 1974.

20 DE LEMOS, R. A.: The role of hyperosmolar formulas in necrotizing enterocolitis — animal studies. Report of the Sixty-Eight Ross Conference on Pediatric Research, Columbus. Ross Laboratories, 1975, p 75—77.

21 MARIA, B., NGUYEN, R., B, G., GOUJARD, J.: Etude des facteurs de risques pré- et per-nataux de l'entérocolite ulcéro-nécrosante. Med. et Hyg. 38, 1712—1714, 1980.

22 MORIARTEY, R. R., FINER, N. N., CO, S. F., PHILIPS, H. J. et al.: Necrotizing enterocolitis and human milk. J Pediatr 94, 295—296, 1979.

23 PONTE, C., LEQUIEN, P., DALTROFF, G., DUBOIS, G., MAQUET, E.: Entérocolite nécrosante du nouveau-né. Commentaires à propos de 64 observations. Ann. Pédiatr., 24, 679, 1977.

24 POWELL, J., BUREAU, M. A., PARÉ, C., GAILDRY, M.-L., CABANA, D., PATRIQUIN, H.: Necrotizing Enterocolitis. Epidemic Following an outbreak of Enterobacter cloacae Type 3305573 in a Neonatal Intensive Care Unit. Am J Dis Child 134, 1152—1154, 1980.

25 REISNER, S. H., GARTY, B.: Necrotizing enterocolitis despite breast feeding. Lancet 2, 507, 1977.

26 ROULET, M., PROD'HOM, L. S.: L'entérocolite nécrosante dans la période néonatale. Revue de 19 cas prouvés par examen anatomopathologique. Helv Pediatr Acta 34, 405—415, 1979.

27 SANTULLI, T. V., SCHULLINGER, J. N., HEIRD, W. C. et al.: Acute necrotizing enterocolitis in infancy: A review of 64 cases. Pediatrics 55, 376—387, 1975.

28 STEVENSON, J. K., STEVENSON, D. K.: Necrotizing enterocolitis in the neonate. Surg Ann 9, 147—169, 1977.

29 WILLIS, D. M., CHABOT, J., RADDE, I. C., CHANGE, G. W.: Unsuspected Hyperosmolality of Oral Solutions Contributing to Necrotizing Enterocolitis in very low-birth-weight infants. Pediatrics 60, 535—538, 1977.

30 YU, V. Y. H., TUDEHOPE, D. I.: Neonatal necrotising enterocolitis. II. Perinatal risk factors. Med J Austr 1, 688—693, 1977.

Diskussion Vortrag Duc

Osmolarität und NEK

Frage aus dem Auditorium: Ein Frühgeborenes, 920 g Geburtsgewicht,
26. Schwangerschaftswoche, sechs Tage alt, NEK. Per os-Ernährung
wurde abgesetzt, ein Schlauch in den Magen eingeführt. Das Kind sieht
septisch aus, Blutkulturen wurden abgenommen und eine antibioti-
sche Therapie angefangen.
Frage: Wann soll man mit der parenteralen Ernährung beginnen?
Wann darf man mit der oralen Ernährung anfangen?
Duc: Ich kann Ihnen nur sagen, was wir in solchen Fällen in Zürich tun.
Sind die NEK-Symptome sehr vereinzelt, z. B. Galle im Magenrest
aber kein blutiger Stuhl oder geblähtes Abdomen, so stellen wir die
orale Nahrungszufuhr ein, geben 10 %ige Glucose- und Elektrolytin-
fusion und beobachten während 24 Stunden. Zeigt das Neugeborene
deutliche Zeichen einer NEK und sieht septisch aus, so tun wir das
Gleiche wie Sie: Wir beginnen mit parenteraler Ernährung ohne Intralipid und verabreichen Antibiotika. In diesem Fall bekommt das Kind
zehn Tage lang Antibiotika (Gentamycin, Ampicillin, Metronidasol).
Wir starten die perorale Ernährung mit nicht angereicherter Frauenmilch nach zehn Tagen und achten sorgfältig auf Magenrest, auf Dis-

tension des Abdomens wie auch auf eine lokale intestinale Dilatation
als Zeichen einer Striktur.

Frühernährung und NEK

SENTERRE: Es ist in Belgien und in Frankreich üblich, daß SNGG keine
Ernährung per os während der ersten 48 Stunden bekommen. Beob-
achtungen von der Gruppe Satgé in Paris haben gezeigt, daß dieses
Vorgehen mit einer Inzidenzabnahme der NEK assoziiert war. (Vado-
var, M., Information Médicale et Paramédicale, Montréal, Band
XXXI, 18, 1, 1979).

Notiz des Editors

— In der Arbeit Vadovar handelte es sich um eine nicht kontrollierte Studie, die zwei Perioden vergleicht.
— Eine prospektiv kontrollierte Arbeit hat bei einer Gruppe von Frühgeborenen unter 1 500 g soeben gezeigt, daß die totale parenterale
Ernährung während zwei Wochen keinen Schutzeffekt auf die Inzidenz
des NEK hat. Paradoxerweise scheint die perorale Ernährung in den
ersten Lebenstagen einen protektiven Effekt auf die Inzidenz der NEK
zu haben. (H. Birenbaum, Pediatr Res 18, 331A, 1984).

Verabreichung von hyperosmolaren Substanzen per os und NEK

DUC: Einige Kongreßteilnehmer behaupten, jahrelang hyperosmolare
Formulanahrung verwendet und dabei keine Fälle von NEK auf ihren
Stationen beobachtet zu haben. Dies stimmt mit unseren Erfahrungen
bis 1976 überein. Ab 1977 beobachteten wir eine NEK-Epidemie,
ohne unsere Ernährungsgewohnheiten geändert zu haben. Wir sind
der Meinung, daß die Hyperosmolarität der Nahrung allein nicht die
Ursache der NEK ist. Die Erfahrungen von Book und Willis (Duc, Ref.
4, 29) können aber nicht übersehen werden.

Frage aus dem Auditorium: Viele der per os verabreichten Medikamente oder Vitaminpräparate zeigen eine sehr hohe Osmolarität. Eine Besprechung zu diesem Thema wurde 1983 veröffentlicht. (J. A. Ernst: Osmolality of substances used in the intensive care nursery. Pediatrics 72, 347, 1983).
Was machen Sie diesbezüglich in Zürich?

Duc: Protovit N, das bei uns als Multivitamin-Präparat verwendet wird, hat eine Osmolarität von etwa 7 000 mosmol/l (gemessen in unserem Labor). Selbst verdünnt in Milch, kann die Osmolarität hoch bleiben, zum Beispiel hat eine Lösung von 3 Tropfen Protovit in 3 ml Frauenmilch eine Osmolarität von 620 mosmol/l. Wir empfehlen als Verdünnung 1 Tr. Protovit in 3 ml Milch. Eine kürzlich veröffentlichte Arbeit über Vitamin E-Gabe zur Retinopathieprophylaxe bei Frühgeborenen läßt daraus schließen, daß Vitamin E per os ein Faktor (Hyperosmolarität) für das Auftreten von NEK ist (N. R. Finer, Pediatrics 73, 387, 1984).

Ist die NEK der kleinen Frühgeborenen die gleiche Krankheit wie die NEK der termingeborenen Kinder?

Duc: Ich habe keine stichhaltigen Argumente dafür oder dagegen, kann Ihnen nur meinen Eindruck vermitteln, den ich auf meiner „Reise" durch die NEK-Literatur der letzten Jahre gewonnen habe. Was die Termingeborenen anbetrifft, scheint es, daß die Infektionsfaktoren eine besondere Rolle spielen, mindestens in gewissen Epidemien, wie die aus Paris (E. de Gamarra, Biology of the Neonate 44, 185, 1983). Dagegen bei kleinen Frühgeborenen (NEK ohne Pneumatose, Duc Ref. 19) spielen die Infektionsfaktoren wahrscheinlich eine geringere Rolle.

Wille, Heidelberg: Die Häufigkeit der NEK hängt von ihrer Definition ab. Ich frage mich, ob man von einer NEK sprechen darf, wenn keine Pneumatose vorliegt.

Duc: Ich teile Ihre Bedenken; deshalb habe ich auch in meinem Referat festgehalten, daß die Krankheit der sehr kleinen Frühgeborenen

(„NEK ohne Pneumatose") möglicherweise eine ganz andere Entität ist. Ich bin mit Ihnen einverstanden, wir sollten für klinische Zwecke an der Definition festhalten, daß eine Pneumatose zur Diagnose der NEK gehört. Man muß aber bemerken, daß hier auch ein allgemeiner Konsens in der Neonatologie fehlt (Siehe N. R. Finer, Pediatrics 73, 387, 1984).

WILLE: Ich habe drei Fälle von NEK nach Indometacin-Behandlung eines Ductus apertus beobachtet.

DUC: Ein Zusammenhang zwischen Indometacin-Behandlung und NEK wurde in der Gemeinschaftsarbeit über Indomethacin und Ductus (Gersony, J Pediatr 102, 895, 1983) nicht beobachtet. Da aber die Fragestellung dieser Untersuchung nicht das Vorkommen der NEK war, ist diese Erkenntnis nicht absolut bewiesen, wir brauchen hier auch mehr Daten.

Ergänzende parenterale Ernährung

H. Schröder

Eine adäquate Ernährung des Frühgeborenen ist mitbestimmend für die Überlebenschance sowie für sein weiteres Wachstum und seine neurologische Entwicklung. Aber wie läßt sich dieser notwendige Nahrungsbedarf decken, wenn das Frühgeborene oft tage- oder wochenlang nach der Geburt keine ausreichende enterale Ernährung toleriert? Überstürzt früher Fütterungsbeginn und unangemessene Steigerung der Nahrungsmenge würden das Kind durch Aspirationspneumonie und nekrotisierende Enterokolitis gefährden. So bietet sich als *eine* mögliche Alternative die komplette parenterale Ernährung an, die — sorgfältig durchgeführt und überwacht — zu den Erfolgen der modernen Neonatologie beigetragen hat. Aber gerade bei den unreifsten Kindern besteht die Gefahr schwerwiegender Imbalanzen, wenn das intravenöse Substrat- (Kohlenhydrate, Aminosäuren, Fett) und Wasserangebot hoch bemessen werden. Ferner scheint die enterale Nahrungszufuhr der Trigger-Mechanismus für den postpartalen Blutspiegel-Anstieg der Hormone des Magen-Darm-Traktes zu sein. Diese Hormone beeinflussen Strukturwandlungen und Wachstum des Intestinums, greifen aber auch in den Intermediärstoffwechsel ein. Sie bahnen die Adaptationsschritte, die bei der Umstellung von kontinuierlicher intravenöser Ernährung (via Plazenta) zur intermittierenden enteralen Ernährung erforderlich sind.

Langdauernde komplette parenterale Ernährung kann diese Adaptierung erschweren. Die Kombination von enteraler mit parenteraler Ernährung scheint ein akzeptabler Kompromiß, um bei ausreichendem Substratangebot dennoch die Risiken der beiden Ernährungsmethoden gering zu halten. Die Risiken sind:

1. die Kapazität des Gastrointestinaltraktes zu überschreiten,
2. die Metabolisierungsrate für das große intravenöse Substratangebot bei kompletter parenteraler Ernährung zu überziehen,
3. der Gebrauch von zentralen Kathetern.

Die Bedeutung einer hoch-kalorischen Versorgung in den ersten beiden Lebenswochen sollte nicht überschätzt werden. Die daraus resultierenden Flüssigkeitsmengen können bedeutendere Komplikationen bedingen (PDA, BPD).

In unserer Klinik führen wir seit einigen Jahren die sog. ergänzende parenterale Ernährung durch, d. h. eine oral/enteral angebotene Milchmenge wird durch intravenös applizierte Glucose, Aminosäuren und Fett zu einem ausreichenden Gesamt-Angebot ergänzt. In diesem Bericht sollen einige Ergebnisse unserer begleitenden Stoffwechseluntersuchungen gezeigt werden, sowie Dosisempfehlungen für Aminosäuren und Fettemulsion gegeben werden. Am Ende steht die Beschreibung unseres praktischen Vorgehens.

Aminosäuren

Intravenöse Gabe von Aminosäuren (AS) ist Bestandteil der ergänzenden parenteralen Ernährung (EPE) bei Früh- und Neugeborenen. Welches ist die empfehlenswerte AS-Dosierung, die einerseits unphysiologisch niedrige Plasmakonzentrationen der freien AS verhindert, die andererseits aber auch keine Imbalanzen mit möglichen Intelligenzdefekten zuläßt? Um einige Informationen über die anzustrebende AS-Zufuhr in den ersten beiden Lebenswochen zu erhalten, bestimmten wir das Muster der freien AS im Plasma von Frühgeborenen, die gemäß dem standardisierten Schema für EPE (Tabelle 2) ernährt wurden, und verglichen die Ergebnisse mit den Werten einer ausschließlich enteral ernährten Kontrollgruppe.

Patienten und Methoden

Für diese Studie wurden die Daten von elf ergänzend parenteral ernährten Frühgeborenen ausgewertet. Das mittlere Geburtsgewicht dieser Kinder betrug 1 570 g (1 220 — 1 880 g), das mittlere Gestationsalter 32 Wochen (29—34 Wochen), Diagnose „Atemnotsyndrom". Die Kontrollgruppe bestand aus zehn „gesunden" Frühgeborenen mit vergleichbarem Geburtsgewicht und Gestationsalter (Tabelle 1), die ausreichend enteral ernährt werden konnten (Multival^R ff 16). Die Infusion von AS (Aminovenös päd. 10 %) wurde am ersten Lebenstag begonnen — nach einer postpartalen Anpassungsphase, die individuell um einige Stunden differierte. Die anfangs gewählte Dosis war ziemlich hoch: 2,5 g AS/kg/24 Stunden an den ersten drei Lebenstagen. In beiden Gruppen erfolgten die venösen Blutentnahmen zwei Stunden nach der Geburt (o) und im Alter von 1, 3, 5, 7, 10 und 14 Tagen. Die Proben wurden sofort zentrifugiert, enteiweißt und tiefgefroren. Die Messung der freien AS erfolgte sehr bald an einem automatischen Aminosäuren-Analysator (TSM, Technicon).

Ergebnisse

Die sog. Frauenmilch — adaptierte AS-Lösung Aminovenös päd. enthält keine Glutaminsäure, hohe Konzentrationen an verzweigt-kettigen AS (Isoleucin, Leucin, Valin) sowie viel Methionin und Prolin.Die Plasmakonzentrationen dieser AS sind in den Abbildungen 1 — 3 dargestellt. Angegeben sind Medianwert (ausgefüllter Kreis) und 10. bzw. 90. Perzentile für die ergänzend parenteral ernährten Kinder sowie Medianwert (ausgefülltes Quadrat) und 80 %-Bereich (punktiertes Feld) für die Kontrollgruppe. Zum Vergleich wird links der Normalwert für AS-Konzentrationen im Nabelschnurblut (F. Pohlandt, J. Pediatr. 92:617, 1978) und rechts der Normalwert für Muttermilch-ernährte Säuglinge angeführt (f. Pohlandt, J. Pediatr. 92:614, 1978).
Glutaminsäure (Abb. 1) weist keinen Konzentrationsabfall und an keinem Untersuchungstag einen signifikanten Unterschied zwischen den beiden Kollektiven auf. Für Isoleucin, Leucin und Valin (Abb. 2) wurden ebenfalls keine Imbalanzen gefunden und auch nicht für die meisten —

Tabelle 1: Aminosäuren im Plasma

Patienten	Eränzende parenterale Ernährung	Kontrollen: nur orale Ernährung
N	11	10
Körpergewicht	1220 — 1880 (x = 1570)	1160 — 1940 (x = 1510)
Gestationsalter	29 — 34 (X = 32)	31 — 35 (x = 33)
Diagnose	ANS	keine größeren Komplikationen

Tabelle 2: Protokoll für die ergänzende parenterale Ernährung bei Kindern mit niedrigem Geburtsgewicht während der ersten Lebenstage.

Tag	Formula	Aminosäuren 10 % (mg/kg/Tag)	Fett 10 %	Glukose 10 %
1	11	25	10	6 0
2	22	25	20	7 5
3	33	25	20	8 5
4	44	20	20	8 5
5	55	20	20	8 5
6	66	20	20	8 5
7	77	10	15	7 5
8	88	10	15	6 5
9	99	10	15	5 5
10	110	5	5	4 5
11	121	—	—	4 5
12	132	—	—	3 0
13	143	—	—	—
14	154	—	—	—

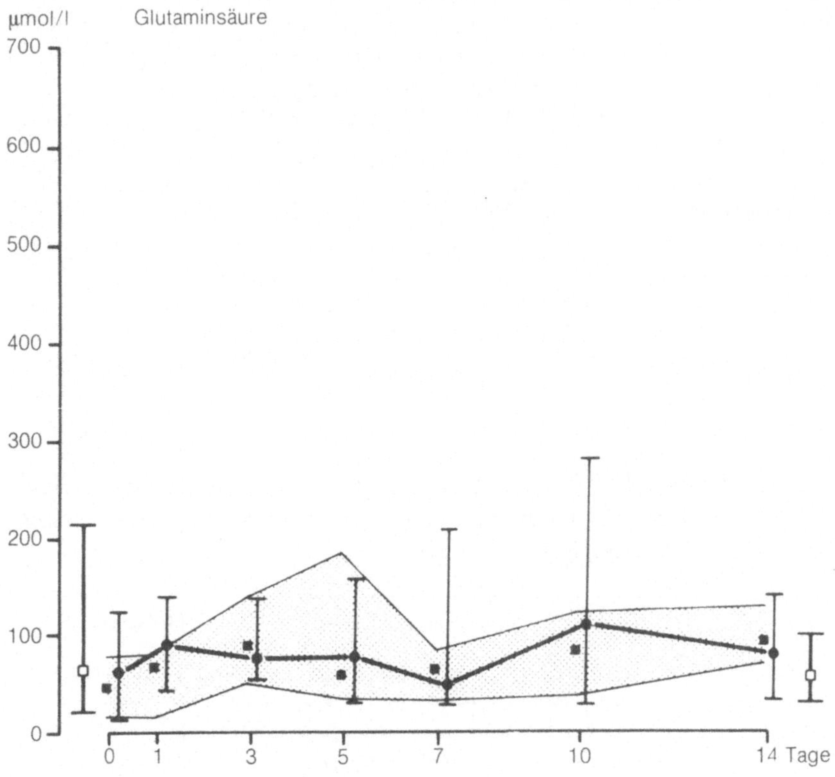

hier nicht dargestellten — anderen AS. Leicht erhöhte Plasmakonzentrationen wurden für Serin und Alanin, deutlich erhöhte für Methionin und Prolin festgestellt (Abb. 3). Nach Reduzierung der AS-Zufuhr auf 1,5 kg/kg/Tag hatten sich die Spiegel für Alanin, Methionin und Prolin denen der Kontrollgruppe angenähert, lagen aber noch darüber. Obwohl vielleicht geeignetere Methoden zur Ermittlung des Proteinbedarfs existieren, empfehlen wir nach den oben aufgezeigten Ergebnissen 1,5 g/kg/Tag als maximale AS-Supplementierung.

192

Abb. 2:

200 µmol/l   Isoleucin
150
100
50
0
0 1   3   5   7   10   14 Tage

200 µmol/l   Leucin
150
100
50
0
0 1   3   5   7   10   14 Tage

700 µmol/l   Valin
600
500
400
300
200
100
0
0 1   3   5   7   10   14 Tage

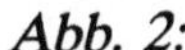

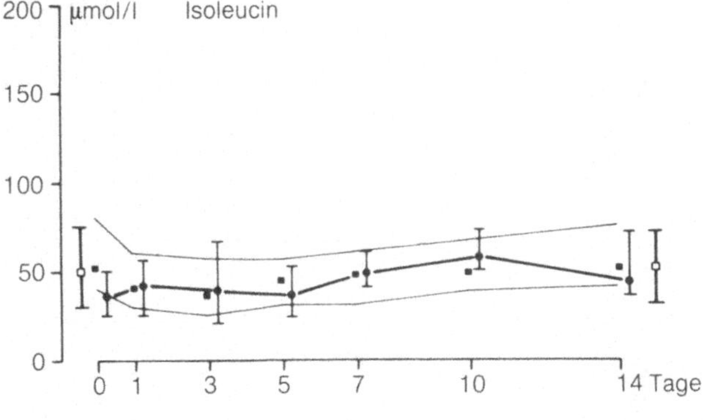

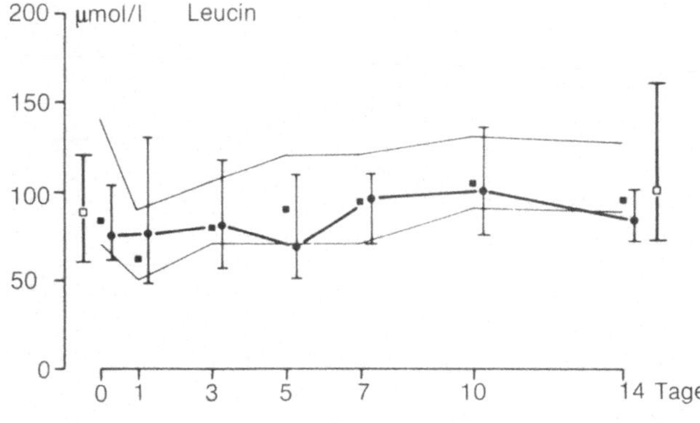

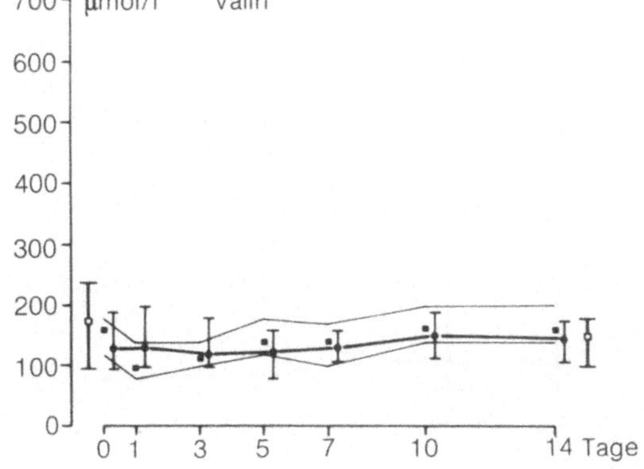

193

Abb. 3:

700
600
500
400
300
200
100
0
µmol/l   Prolin
0 1   3   5   7   10   14 Tage

200
150
100
50
0
µmol/l   Methonin
0 1   3   5   7   10   14 Tage

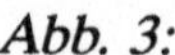

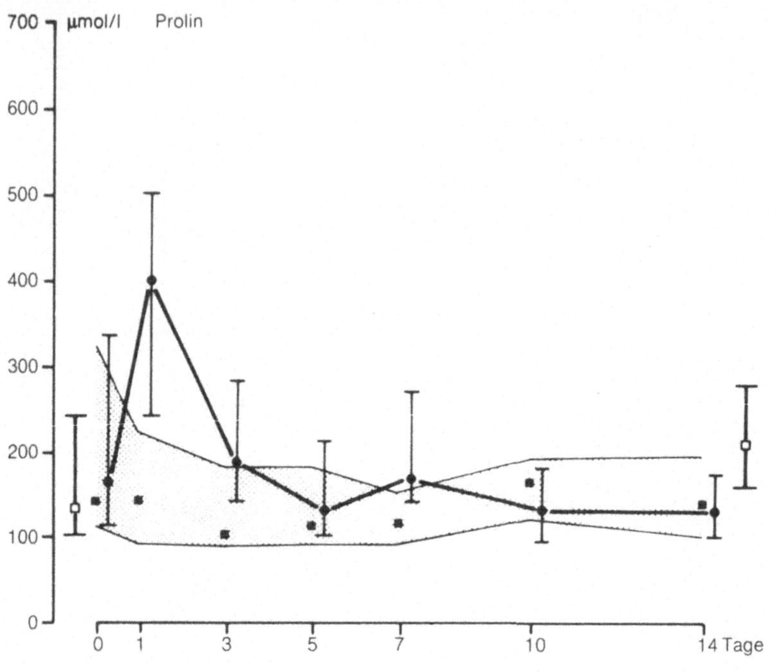

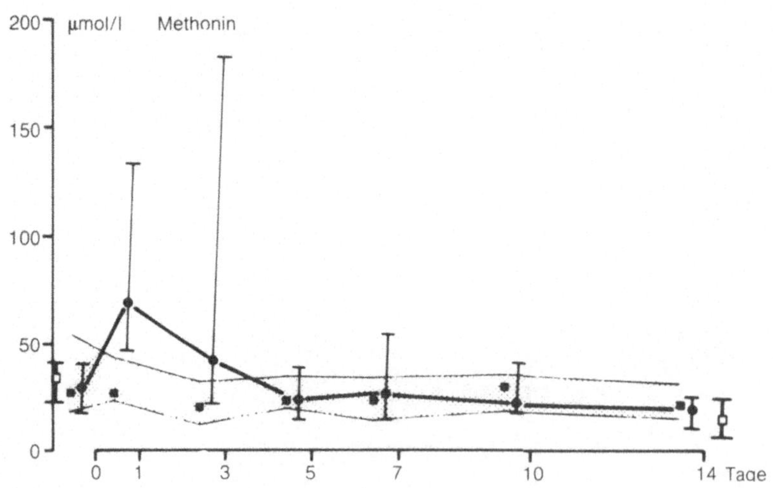

194

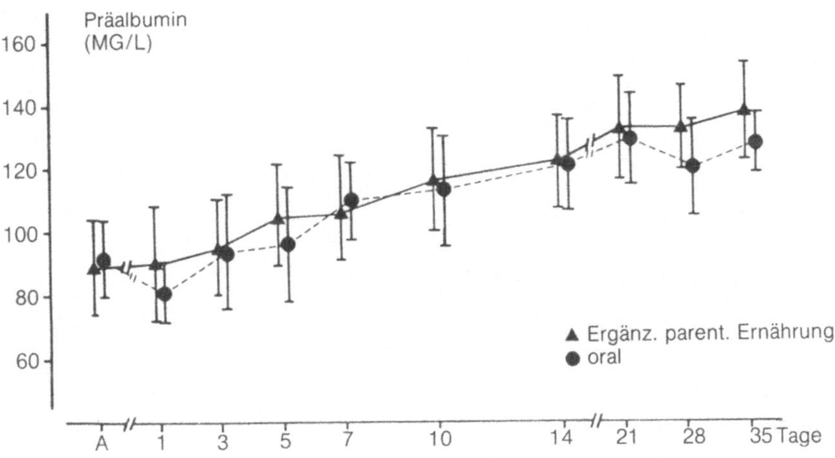

Präalbumin (PA)

PA, ein Protein mit einer Halbwertzeit von 1,9 Tagen, wird als biochemischer Marker für ein adäquates Nahrungsangebot auch bei Frühgeborenen vorgeschlagen. PA wird in der Leber synthetisiert und zirkuliert, gebunden an Retinol-bindendes-Protein, im Serum. Untersuchungen an älteren Säuglingen und größeren Kindern haben gezeigt, daß die PA-Konzentration spätestens innerhalb einer Woche die Ernährungssituation widerspiegelt. Wir haben PA bei den ergänzend parenteral ernährten Frühgeborenen und den nur enteral ernährten Kontrollkindern bestimmt: In beiden Gruppen steigt die Serumkonzentration nach der Geburt kontinuierlich an; die Werte in der zweiten Lebenswoche liegen deutlich über den am ersten Lebenstag gemessenen; es gibt keine signifikanten Unterschiede zwischen den beiden Gruppen (Abb. 4). Dieses Ergebnis mag anzeigen, daß die Proteinsyntheserate bei EPE nicht schlechter ist als bei konventioneller Milchfütterung.

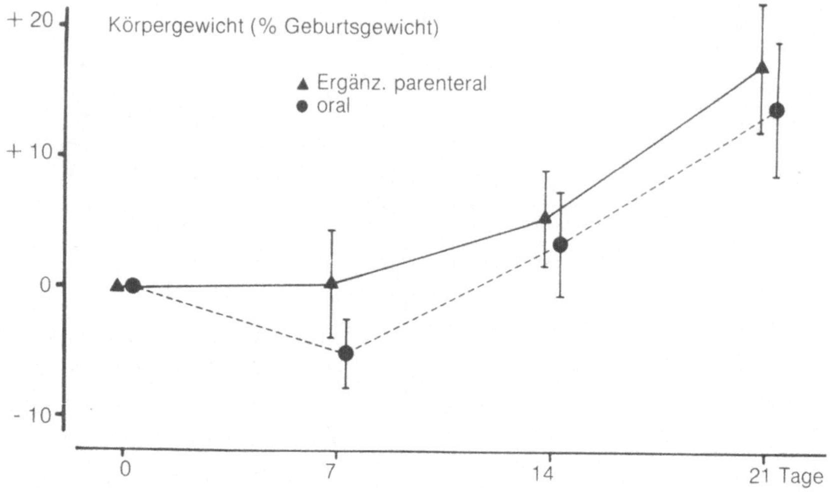

Gewichtsverhalten

Gewichtszunahme — am häufigsten als Ernährungsparameter herangezogen — wird oft durch Flüssigkeitsretention oder Ödeme bedingt, und ist
stark von der Mineralzufuhr abhängig. Sie ist deshalb ziemlich ungeeig-
net, um die Güte verschiedener Ernährungsregime zu sichern. Dennoch
— die Gewichtsverläufe (angegeben als prozentuale Änderung vom
Geburtsgewicht) der von uns untersuchten Kinder sind in Abb. 5 dargestellt: Die ergänzend parenteral ernährten Frühgeborenen weisen keinen
Gewichtsverlust in der ersten Lebenswoche auf, die enteral ernährten
Kinder verlieren durchschnittlich 5 % ihres Geburtsgewichtes. Die
anschließende Gewichtszunahme ist in beiden Gruppen gleich.

Fett

Fettemulsionen sind ein bedeutender Bestandteil der Ernährungstherapie geworden — auch bei schwerkranken kleinen Frühgeborenen. Nebenwirkungen treten offenbar nur dann auf, wenn die Eliminationskapazität

196

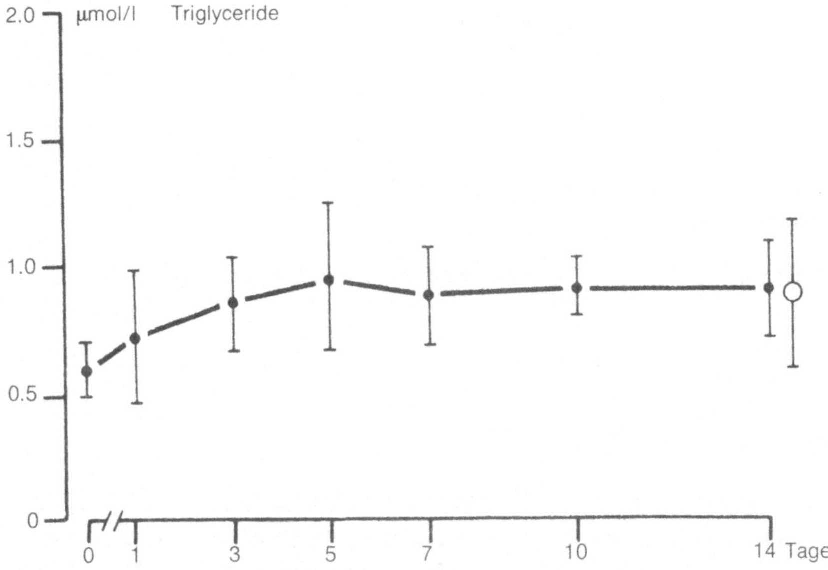

überschritten wird. Wir untersuchten deshalb die Elimination der infundierten Fettpartikel (Intralipid) bei kleinen Frühgeborenen, indem wir die Triglyceride im Serum bestimmten. Cholesterin wurde ebenfalls gemessen.

Patienten

Achtzehn beatmete, sehr unreife Frühgeborene wurden entsprechend dem Schema für EPE ernährt (Tabelle 2 u. 3). Die Kontrollgruppe bestand aus 25 vergleichbaren Kindern, deren Protein-Energie-Bedarf durch alleinige enterale Nahrungszufuhr gedeckt werden konnte. Die Fettinfusion wurde am ersten Lebenstag mit 1 g Fett/kg begonnen und bis 2 g i.v. gesteigert. Venöse Blutentnahmen erfolgten zwei Stunden nach der Geburt (o) und im Alter von 1, 3, 5, 7, 10 und 14 Tagen. Die Serumtriglyceride wurden enzymatisch bestimmt.

Tabelle 3:

n^N	Ergänzende parenterale Ernährung	Kontrollen: nur orale Ernährung
	18	25
Körpergewicht	790 — 1560 g (x = 1150 g)	1190 — 1900 g (x = 1350 g)
Gestationsalter	27—34 Wochen (x = 30 Wo.)	29—34 Wochen (x = 31 Wo.)
Diagnose	Hyaline Membranen-Syndrom	Keine Komplikationen
Therapie	Künstliche Beatmung	Keine besondere Therapie

Ergebnisse

Abb. 6 zeigt die Triglyceridkonzentration (Mittelwerte und Standardabweichungen) im Serum bei 18 beatmeten Frühgeborenen während ergänzender parenteraler Ernährung. Rechts der Konzentrationsbereich der enteral ernährten Frühgeborenen.
Hypertriglyceridämien traten nicht auf.

Cholesterin

Während einer zehntägigen Infusion von Intralipid haben wir eine dosisabhängige, signifikante Erhöhung der Serumcholesterinkonzentration beobachtet, die bei Verwendung von Lipofundin S nicht nachweisbar war.
Abb. 7 zeigt die Cholesterinkonzentrationen (Mittelwerte und Standardabweichungen) im Serum bei 30 mit Intralipid und 30 mit Lipofundin S ergänzend parenteral ernährten Frühgeborenen. Ausgefüllter Punkt = Intralipid, < 32 Wochen Gestationszeit, n = 15. Leerer Punkt = Intralipid, > 32 Wochen Gestationszeit, n = 15. Ausgefülltes Quadrat = Lipofundin S, < 32 Wochen Gestationszeit, n = 15. Leeres Quadrat =

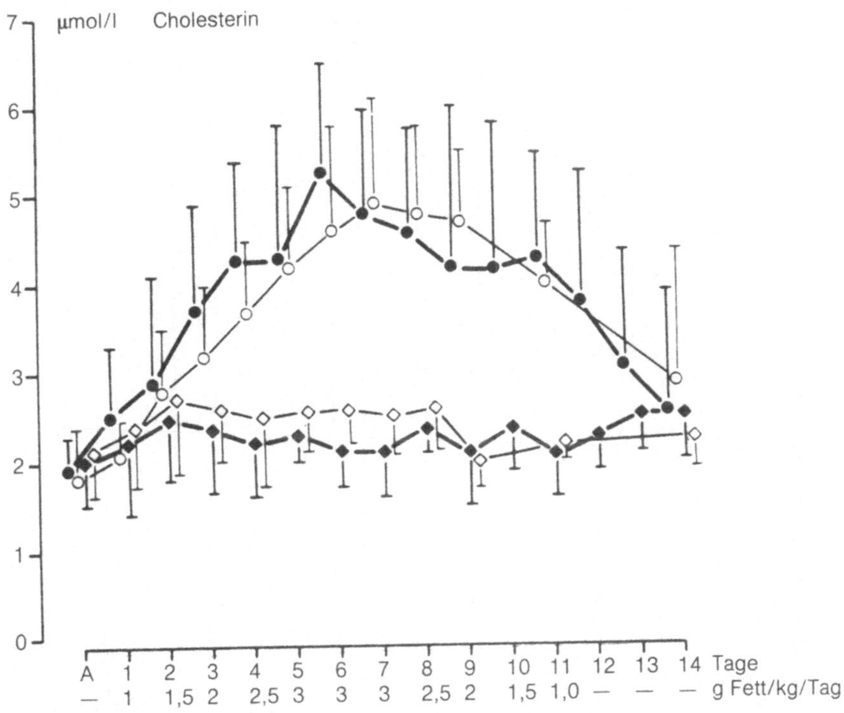

Lipofundin S, > 32 Wochen Gestationszeit, n = 15. Die Hypercholesterinämie ist auf den hohen Gehalt an Nahrungscholesterinen im Emulgator (Eilecithin) des Intralipids zurückzuführen. Der Emulgator von Lipofundin ist dagegen cholesterinfrei. Eine klinische Bedeutung kommt dieser kurzfristigen Hypercholesterinämie sehr wahrscheinlich nicht zu. An die Möglichkeit bleibender Organveränderungen nach Langzeitinfusion sollte aber gedacht werden.

Tabelle 4 zeigt unser Dosierungsschema für die EPE, wie wir es routinemäßig auf der neonatalen Intensivstation anwenden.

Erläuterungen:

— Das Schema trägt einem Kalorienbedarf von etwa 100 Kcal/kg/Tag

Tabelle 4: Infusionsprogramm: Ergänzende parenterale Ernährung
Früh- und Neugeborene (ml/kg/Tag)

		Infusionstag											
		1	2	3	4	5	6	7	8	9	10	11	12
Milch		12	24	36	48	60	72	84	96	108	120	132	144
Glucose	10 %	40	45	45	50	50	50	50	50	40	30	20	—
Aminosäuren	10 %	5	10	15	15	10	10	10	5	5	—	—	—
Fett	10 %	5	10	15	15	10	10	10	5	5	—	—	—
Volumen*		58	81	99	112	110	120	126	124	122	110	108	96

NaCl   5,85 % ————————— 2 ————————— / ————————— 1 —————————
K-phosphat (Braun) ———————— 2 ————————— / ————————— 1 —————————
Ca-Gluconat 10 % ————————— 3 ————————— / ————————— 2 —————————

Heparin   ————————————————— 100 E/kg/Tag —————————————————
Multibionta ————————————————— 1 ml/Tag —————————————————

Zusätzlich: Konakion   1 mg/kg/Woche
                 Folsan   1 mg/kg/Woche

* nur $^2/_3$ der Milchmenge berücksichtigt

und einem Flüssigkeitsbedarf von etwa 150 ml/kg/Tag am Ende der ersten Lebenswoche Rechnung.

— Bevor mit einer parenteralen Ernährung begonnen wird, sollen evtl. bestehende Azidose, Hypoxämie, Hyperglykämie und Kreislaufinsuffizienz beseitigt sein.

— Milch wird zweistündlich über eine Magensonde gegeben. Täglich wird die Menge um 12 ml/kg gesteigert. Bei geblähtem Abdomen, größerem „Magenrest" u.ä. wird die Nahrungsmenge nicht gesteigert, evtl. die Nahrung ganz ausgesetzt.

— Es werden nur Lösungen mit Glucose als Kohlenhydrat angewendet. Dadurch werden Zwischenfälle durch Fruktose/Sorbitinfusionen bei unbekannter Fruktosestoffwechselstörung vermieden.

— Mit der parenteralen Gabe von AS und Fett wird am ersten Infusionstag begonnen, zunächst 0,5 g/kg/Tag, dann zunehmend bis 1,5 g/kg/Tag am dritten Tag. Die Fettinfusion muß anfangs durch tägliche Triglyceridbestimmung überwacht werden. Sobald die Triglycerid-Konzentration 1,7—2,0 mmol/l überschreitet, muß die Zufuhr reduziert oder ganz eingestellt werden. Zur Aktivierung der Lipoproteinlipase werden tgl. 100 E Heparin/kg kontinuierlich gegeben.

— Glucose, AS und Fett werden simultan und kontinuierlich über 24 Std. infundiert.
Infusionsweg: solange wie möglich über periphere Venen.

— Wichtig scheint ein großes Calcium- und Phosphat-Angebot (6 mmol bzw. 3 mmol/kg/Tag).

Es ist schwer zu entscheiden, ob das hier vorgestellte Programm einer ergänzenden parenteralen Ernährung für sehr unreife Frühgeborene wirklich der kompletten parenteralen Ernährung bzw. der konventionellen enteralen Ernährung überlegen ist. Hierzu fehlen kontrollierte Nachuntersuchungsreihen. Wir konnten aber zeigen, daß diese Form der Ernährungstherapie keine übergroßen Risiken für die Kinder brachte und von ihnen gut toleriert wurde.

Literaturverzeichnis

1 DAKE/AKE: Empfehlungen zur parenteralen Infusions- und Ernährungstherapie im Kindesalter. München 1982.
2 LEBENSTHAL, E.: (Ed.) Infant Nutrition: Metabolism and the Digestive System. Journal of Pediatric Gastroenterology and Nutrition, Vol. 2., Suppl. 1, 1983.
3 LUCAS, A., AYNSLEY-GREEN, A., BLOOM, S. R.: Gut hormones and the first meals. Clinical Science 60, 349—353, 1981.
4 MOSKOWITZ, S. R., PEREIRA, G., SPITZER, A., HEAF, L., AMSEL, J., WATKINS, J. B.: Prealbumin as a biochemical marker of nutritional adequacy in premature infants. J. Pediatr. 102:749—753, 1983.
5 PAUST, H., SCHRÖDER, H., PARK, W., JAKOBS, C., FRAUENDIENST, G.: Fat Elimination in Parenterally Fed Low-Birth-Weight Infants during the First Two Weeks of Life. Journal of Parenteral and Enteral Nutrition 7:557—559, 1983.
6 PAUST, H.: Die intravenöse Ernährung Früh- und Neugeborener mit Fettemulsionen. Untersuchungen zur Fettsäureoxydation mit dem ^{13}C-Triolein Atemtest. Habilitationsschrift, Berlin 1984.
7 PETRICH, C., STEPHAN, U., REMY, R., V. VOSS, H., GÖBEL, U., HERPERTZ, L. M.: Supplementäre parenterale Ernährung von Früh- und Neugeborenen. Klin. Pädiat. 191:369—374, 1979.
8 ROSEGGER, H., GORIUP, U., MÜLLER, W. D.: Gemischt parenteral-orale Ernährung bei langzeitbeatmeten Frühgeborenen. Mschr. Kinderheilk. 130:546—551, 1982.
9 SCHAUB, J.: Risiken durch Kohlenhydrat-, Fett- und Aminosäurenzufuhr. Notfallmedizin 3:542—545, 1977.
10 YU, V. Y. H., JAMES, B., HENDRY, P., MACMAHON, R. A.: Total parenteral nutrition in very low-birth-weight infants: a controlled trial. Arch. Dis. Childh. 54:653—661, 1979.

Diskussion Vortrag Schröder

Parenterale Ernährung durch periphere Infusion oder Katheter.

SCHRÖDER: Wegen der Zunahme der Sepsis-Fälle benutze ich fast keine
zentralen Katheter mehr und ernähre alle Kinder durch periphere Infusion. Seit der Einführung dieser Methode ist die Zahl der Sepsis-Fälle
sehr stark gesunken. Für die Kinder ist die Belastung nicht sehr groß,
wenn die Mannschaft gut trainiert ist. Außerdem versuchen die Assistenten und die Schwestern viel früher, auf die orale Ernährung über-
zugehen.

Mischung der Lösung für die parenterale Ernährung.

ANTWORT: Es wird keine gemeinsame Mischung gemacht, sondern drei
gleichzeitig laufende Infusionen pro Kind, Glucose mit allen Zusätzen,
Aminosäuren und Fett getrennt.

Komplikationen infolge Intralipid.

SCHRÖDER: Es liegt keine eigene Studie speziell über eine Störung der
Lungenfunktion vor. Bei septischen Kindern kommt es zu einer Ver-

minderung der Oxydation und der Eliminierung von Fett, so daß die Fettinfusion bei schweren Infektionen vielleicht kontraindiziert ist. Kranke Kinder bekommen erst nach 24 h eine Fettinfusion.

20- oder 10 %ige Intralipidlösung.

SCHRÖDER: Ich benutze aus praktischen Gründen 10 %ige Lösung, damit die Fettinfusion zur Vereinfachung der Routine über 24 h gegeben werden kann.

Berechtigung der Fettinfusion bei Neugeborenen mit oraler Ernährung.

SCHRÖDER: Da man am Anfang nicht weiß, ob das Kind die orale Ernährung verträgt, sind wir der Meinung, daß wir hier kein großes Risiko auf uns nehmen. Auch die Möglichkeit, mehr Kalorien und wenig Flüssigkeit zu geben, ist in vielen Situationen vorteilhaft.

Beginn mit Intralipid.

SCHRÖDER: Ich empfehle ab dem 1. Tag.
SENTERRE: Ich ab 4. bis 7. Tag, da Intralipid möglicherweise während der ersten Lebenswoche wegen unzureichender Lipolyse (hoher Cortison- und Adrenalinspiegel) weniger gut toleriert wird. Zweitens halte ich es nicht für wirklich notwendig, essentielle freie Fettsäuren während der ersten Lebenstage zu verabreichen. Bei ausreichender Kalorienzufuhr in Form von Kohlenhydrat wird Intralipid hauptsächlich eingelagert und nicht oxydiert. Deshalb setze ich Intralipid nur ein, wenn der Säugling Kalorien für das Wachstum benötigt. Ich glaube aber nicht, daß Sie Schaden anrichten, auch wenn Sie es bereits vom ersten Lebenstag an geben. Intralipid wird mit den übrigen Fettsäuren aus dem Körpervorrat oxydiert, und so können Sie die Kohlenhydrat-Aufnahme verringern.
FRAGE bzgl. Fettsäure-Konzentrationen und Kernikterus-Risiko.
PAUST, Kiel: Wenn normale Albumin-Konzentrationen vorliegen, sollten

nicht mehr als 2,5 mmol/l freie Fettsäuren vorhanden sein. Bei unserer Untersuchung war dies nicht der Fall.

FRAGE bzgl. hoher Methionin-Werte bei den vorgestellten Daten.

SCHRÖDER: Bei 2,5 g/kg/Tag Aminosäuren wurden hohe Methionin- und Prolinkonzentrationen im Plasma beobachtet. Bei 1,5 g/kg/Tag waren diese Spiegel normalisiert. Wahrscheinlich haben wir ein Problem mit der qualitativen Zusammensetzung der Lösung.

Allgemeine Diskussion

Konsens:

— Flüssigkeits- und Elektrolytprobleme von SNGG sollen mit genauem Verständnis für die begrenzten Kompensationsmechanismen ihrer Nierenfunktion angegangen werden. Ekzessive Flüssigkeits- und Natriumzufuhren sind Faktoren für die Entstehung eines Ductus arteriosus apertus und einer nekrotisierenden Enterokolitis (Bell E. F., N Eng J Med 302, 598, 1980).

— Die Hyponatriämie bei SNGG sollte als Plasmanatriumkonzentration unter 130 mmol/l definiert werden. Mit Natriumelektroden statt mit Photometer gemessen liegt die Konzentration etwa 5 % höher (Shaw). Es besteht keine gute Korrelation zwischen Plasmanatrium und Plasmaosmolarität bei Neugeborenen. (Dawis, J. A., Arch Dis Child 41, 448, 1981).

MENTZEL, Tübingen: *Die Korrektur der Hyponatriämie nur mit Wasserrestriktion dauert zu lange.* Man muß zusätzlich immer Natrium geben.

SHAW: Es ist schwierig, hier ein Dogma aufzustellen, aber auf Grund unserer Messungen bedeutet eine Hyponatriämie am zweiten und dritten Lebenstag einen Wasserüberschuß und nicht einen Natriummangel. Vor Jahren haben wir die Kinder genauso behandelt, wie Sie es tun.

Der Fall, den ich Ihnen heute morgen vorgelegt habe und bei dem 12 mmol Natrium/Tag gegeben wurde, ist ein gutes Beispiel dafür, was wir vor fünf oder sechs Jahren praktiziert haben. Nach Abschluß unserer Untersuchungen kamen wir zu dem Entscheid, daß solche Kinder nicht an Natriummangel leiden, sondern an Wasserüberschuß. Dies trifft für die Mehrheit unserer SNGG zu, natürlich haben wir auch Kinder erlebt, die nicht nur Wasserentzug, sondern zusätzliches Natrium benötigten. Dies ist aber sehr selten.

DUC: *Wenn die Flüssigkeitszufuhr auf 30 bis 60 ml/kg/Tag gesenkt wird, könnte das zu Nierenversagen führen.*

SHAW: Es ist bei mir noch kein Fall von Nierenversagen in den ersten drei Lebenstagen vorgekommen. Eine Oligurie in Folge einer Asphyxie kommt vor, sie führt aber selten zu einem Nierenversagen. Eine Oligurie tritt auch in Verbindung mit Pneumothorax oder Hirnblutung auf, dies beruht auf inadäquater ADH-Sekretion, wir sind davon überzeugt.

Im Zweifelsfall ist es indiziert, daß man das Plasmakreatinin bestimmt.

Zusätzliche Flüssigkeitszufuhr

KIND, Zürich: Es ist wichtig, auch die zusätzliche Flüssigkeit zu berücksichtigen, die ein Kind durch Medikamente, durch Katheter oder Tubusspülungen bekommt. Auf unserer Station im Kinderspital Zürich kann dies ohne weiteres 10 bis 20 ml am Tag ausmachen.

Behandlung der Hyponatriämie

DUC: Ich möchte versuchen, die Kontroverse um die Hyponatriämie während der ersten Lebenstage zu einer praktikablen Lösung zusammenzufassen. Eine Natriumzufuhr von 2 bis 4 mmol/kg/Tag ab dem ersten Tag ist akzeptabel, obwohl nach Shaw nicht unbedingt notwendig . Ab zweitem oder drittem Tag muß das Plasmanatrium gemessen werden. Nimmt das Kind an Gewicht zu und weist einen Plasmanatriumwert unter 130 mmol/l zusammen mit einer Urinosmolarität um 400 bis 500 mosmol/l auf, so ist eine inadäquate ADH-Sekretion

möglich. Eine Herzinsuffizienz ist nicht auszuschließen, aber dann
bestehen andere klinische Zeichen und die Urinosmolarität liegt
wahrscheinlich niedriger. Unabhängig von der Diagnose sollte in dieser Situation die Flüssigkeitszufuhr reduziert werden.

Nimmt das Kind um mehr als 10 % des Geburtsgewichtes ab, ist das
Plasmanatrium niedrig und liegt die Urinosmolarität bei 200 bis
300 mosmol/l, so verliert es mehr Natrium als Wasser, die Natriumzufuhr sollte erhöht werden.

Flüssigkeitsrestriktion und Hypoglykämie

SHAW: Unserer Erfahrung nach neigen SNGG am ersten Lebenstag eher
zu einer Hyper- als zu einer Hypoglykämie. Manche von diesen Kindern benötigen nur 5 % Glukose; falls sie hypoglykämisch werden,
würden wir die Konzentration auf 10 ev. 15 % erhöhen. (Siehe auch
Senterre S. 121)
DUC: Die Glukosezufuhr bei SNGG sollte in mg/kg/min angegeben werden. Die optimale Zufuhr liegt wahrscheinlich zwischen 5 und 8 mg/
kg/min.

Sollte ein Neugeborenes am ersten Lebenstag Gewicht verlieren?

OKKEN: Gewichtsschwankungen sind das Ergebnis vieler verschiedener
Faktoren. Dazu hat jedes Kind andere Probleme. Man muß sich für das
Wichtigste entscheiden. Deshalb kann man nicht sagen, daß ein
Gewichtsverlust „gut" oder „schlecht" ist. So muß zum Beispiel, wenn
eine Flüssigkeitsrestriktion, wie beim Herzversagen, unbedingt nötig
ist, der Gewichtsverlust als „gut" angesehen werden. Ist eine Flüssigkeitsrestriktion nicht erforderlich, ist ein Gewichtsverlust „schlecht"
und muß durch erhöhte Kalorienzufuhr korrigiert werden.
DUC: Nehmen wir aber ein Bespiel: Ein 900 g schweres asymptomati-
sches Frühgeborenes am zweiten Lebenstag. Welches ist sein Idealge-
wicht? Vor einigen Jahren war die Lehrmeinung, daß ein solches Kind

ein „bißchen" zunehmen sollte. Letztes Jahr hörte ich in einem Meeting der European Society of Pediatric Nutrition, daß es nicht zunehmen sollte, aber nicht mehr als 5 % seines Gewichtes verlieren sollte. Heute habe ich auf Diapositiven gesehen, daß manchmal SNGG 25 % ihres Gewichtes verloren haben. Wie reagieren Sie, Dr. Okken, wenn sie am zweiten Lebenstag eine Visite machen, und der Assistenzarzt zeigt Ihnen, daß das Kind, welches bei der Geburt 900 g wog, heute nur noch 800 g wiegt? Akzeptieren Sie das oder nicht?

OKKEN: Ich würde den Assistenten bitten, die Energiezufuhr dieses Kindes zu berechnen. Wenn sie weniger als 80 cal/kg/Tag beträgt, ist anzunehmen, daß es Gewicht verliert, weil es „unterernährt" ist. Hätte dieses Kind kein Gewicht verloren, so müssen wir annehmen, daß etwas bei ihm nicht in Ordnung ist, weil es zu viel Flüssigkeit zurückhält.

DUC: Es ist aber ziemlich schwierig, am ersten Lebenstag auf 80 cal/kg/Tag zu kommen.

OKKEN: Selbstverständich, und deshalb sollte dieses Neugeborene am zweiten Lebenstag Gewicht verlieren!

Der ideale Gewichtsverlust während der ersten Lebenswoche

VERSMOLD: Dazu habe ich keine wissenschaftlich fundierten Angaben. Die meisten Gründe für eine niedrige Flüssigkeitszufuhr und für einen gewissen Gewichtsverlust nach der Geburt beruhen auf klinisch-empirischen Überlegungen, die durch die Abnahme der extrazellulären Flüssigkeit mit zunehmendem Gestationsalter untermauert wurden. Wir tolerieren in den ersten Lebenstagen einen maximalen Gewichtsverlust von 10 % des Geburtsgewichtes.

Komponente des Gewichtsverlustes in den ersten Lebenstagen

OKKEN: Wir haben gezeigt, daß 78 % des Gewichtsverlustes Wasser ist, der Rest besteht aus „Feststoffen". Ich weiß nicht genau, welche die

Zusammensetzung dieser „Feststoffe" ist. Ich kann nur sagen, daß ich
es für unmöglich halte, daß der ganze Gewichtsverlust der ersten
Lebenstage nur extrazelluläre Flüssigkeit ist. Ein Kind, das nicht ausreichend mit Energie versorgt wird, verbraucht einen Teil seines eigenen Körpers. Wenn wir diesen Anteil vermeiden wollen, müssen wir
ihm mehr Kalorien geben.

**Bestimmung des Flüssigkeitsbedarfes eines 800 g schweren
Frühgeborenen**

SHAW: In unseren Abteilungen in London wiegen wir das Kind bei der
Aufnahme, messen sofort sein Plasmanatrium, weil nach unseren
Erfahrungen Hyponatriämien schon bei der Geburt beobachtet wurden und es ist möglich, daß die Mutter durch Glukoseinfusion während
der Geburt selbst hyponatriämisch geworden ist. Wir verordnen eine
Flüssigkeitsmenge, die sich danach richtet, ob das Kind im Inkubator
oder unter einem Wärmestrahler liegt oder künstlich beatmet oder mit
Phototherapie behandelt wird. Nehmen wir einmal an, daß das Kind
im Inkubator liegt, spontan atmet und keine Fototherapie benötigt.
Wir beginnen mit 65 ml/kg/Tag und messen schon nach sechs Stunden sein Plasmanatrium. Ist es normal, so behalten wir die Menge bei
und erhöhen die Flüssigkeitszufuhr nach 24 Stunden auf 80 ml/kg.
Wir kontrollieren weiterhin die Plasmanatriumkonzentration alle
sechs bis acht Stunden, und wenn die Werte abfallen, dann senken wir
die Flüssigkeitszufuhr, steigen sie jedoch, so erhöhen wir die Flüssigkeitszufuhr.
DUC: Die häufige Kontrolle der Natriumwerte bei einem 800 g schweren
Frühgeborenen ohne arteriellen Katheter ist eine eingreifende Maßnahme. Auf unserer Station bekommen die Frühgeborenen unter
1 250 g üblicherweise während der ersten 24 bis 48 Stunden einen
Nabelarterienkatheter.

Korrektur der Hyponatriämie mit Natriumchlorid oder Natriumbicarbonat

GUIGNARD: Frühgeborene verlieren Natriumchlorid, deshalb sollte dieser Verlust auch damit ausgeglichen werden. Natriumbicarbonat ist nur indiziert, wenn dazu eine metabolische Azidose besteht.

DUC: Wenn die Natriumwerte als Folge von Natriumverlust zu niedrig sind, ist es korrekter, den Natriumbedarf mit folgender allgemeiner Formel zu berechnen. Natriumbedarf/24 Stunden/kg Körpergewicht = (erwünschte Plasma-Natrium-Konzentration) — (gemessene Plasmanatrium-Konzentration) X Gesamtkörperwasser (siehe R. Winters: The Body Fluid in Pediatrics, Little Brown Co., S. 107, 1975).

Notiz des Editors

Seit dem Symposium hat Shaw seine zum Teil provokativen Konzepte der Wasserregulation in den ersten Lebenstagen im Detail publiziert. (L. Rees, Arch Dis Child 59, 414—429, 1984).

Ernährung von Neugeborenen unter 1250 g

Richtlinien der Neonatologie-Abteilungen Kinderspital Frauenklinik Zürich und Luzern

D. Mieth, G. Schubiger

Die Ernährungsrichtlinien sind auf der gegenüber liegenden Tabelle zusammengefasst. Sie werden im folgenden Text ausführlicher kommentiert.

1. Flüssigkeit

a) Tagesbedarf

1. Lebenstag	80 ml/kg
Aufbau pro Tag	20 ml/kg
Erhaltung	150 ml/kg

b) Modifikationen
- Am Respirator Flüssigkeitsvolumen um 20 ml/kg reduzieren
- Bei Gewichtsverlust größer als 10 % des Geburtsgewichtes 20 ml/kg zusetzen
- Eine Gewichtszunahme über das Geburtsgewicht in den ersten drei bis vier Lebenstagen ist meist Zeichen einer Überhydrierung: Flüssigkeitsvolumen um 20 ml/kg reduzieren. Cave: Ductus Botalli, nekrotisierende Enterocolitis, bronchopulmonale Dysplasie
- Solange Gewicht unter Geburtsgewicht: Kalorien und Flüssigkeit nach Geburtsgewicht berechnen.

c) Kontrollen
- Körpergewicht 12- bis 24stündlich

212

Tabelle 1: Ernährung von Neugeborenen unter 1250 g. Zusammenfassung

Lebenstage	1	2	3	4	5	6	7	8	9	10	11	12	13	14	
Flüssigkeit total ml/kg	80	100	120	140	150	Modifikationen gemäß Flüssigkeitsregeln									
PER-OS FM $_{85}$	Magendauersondierung bis ca 1500 g														ab 2000 g ohne Zusatz. Adapt. Milch
Alprem 85	—	10	20	30	40	50	60	70	80	90	100	110	120	130 -140 -150	no. konzentriert.

Infusion

- Glucose 10%   ... x x   Umstellung wenn ca 100 ml/kg
- Lös I/Lös II   x x x x x x x x x   per os erreicht sind

Vitamine

Protovit-N	2 x 4 Tropf.	je 1 Tropfen in mindestens
Vi-De 3	1 x 4 Tropf.	3 ml Milch verdünnen.

Soluvit und Vitalipid nur bei tot. parenteraler Ernährung

Flüssigkeitsregeln

- Bei Neugeborenen am Respirator Flüssigkeitsvolumen um 20 ml/kg reduzieren
- Bei einem Gewichtsverlust um mehr als 10 % des Geburtsgewichtes 20 ml/kg zusetzen.
- Zunahme über das Geburtsgewicht in den ersten 3-4 Lebenstagen vermeiden. Cave Ductus Botalli, Nekrot. Enterocolitis, Bronchopulmonale Dysplasie: 20 ml/kg reduzieren.
- Solange Gewicht unter Geburtsgewicht: Kalorien und Flüssigkeit nach Geburtsgewicht berechnen

— Spez. Gewicht des Urins (zwischen 1 003—1 013 entsprechend
75—300 mosmol/l anstreben)
— Glucose im Urin (Diastix, Tes-tape)
— Na-K-Harnstoff-Kreatinin-Glucose-Osmolarität im Serum (je
nach klinischer Situation).

2. Perorale Ernährung

— Wenn möglich FM_{85}: angereicherte rohe Muttermilch oder pasteuri-
sierte Frauenmilch (siehe Seite 150). Wenn FM_{85} nicht erhältlich, mit
Alprem 85 (17 %).
— Beginn am zweiten Lebenstag. Aufbau im 10 ml/kg/die-Schritt.
Angestrebt wird eine Kalorienzufuhr von 120—130 kcal/kg entspre-
chend 140—150 ml/kg Milch.
— Magendauersondierung mit Pumpe bis zu einem Gewicht von ca.
1 500 g. Dann 12—8 Mahlzeiten pro Tag.
— Magenrest kontrollieren, unter Magendauersondierung zweistünd-
lich, sonst vor jeder Mahlzeit. Der aspirierte Magenrest sollte das ver-
abreichte Stundenvolumen nicht überschreiten.
— Ab Gewicht von 2 000 g Muttermilch ohne Zusatz oder adaptierte
Milch normal konzentriert.
— Unter Magendauersondierung Milch nicht länger als 6 Std. der Zim-
mertemperatur aussetzen.
(Siehe Referat Dr. G. Schubiger, Seite 160)

3. Parenterale Ernährung

— Infusions-Volumen = totaler Flüssigkeitsbedarf minus perorales Flüssigkeitsvolumen.
— Am ersten Lebenstag 10 % Glucose.
— Ab zweitem Lebenstag Aminosäuren-Phosphat-Lösung (Lösung I)
und Glucose-Electrolyt-Lösung (Lösung II). Diese beiden Standard-
lösungen werden in einem fixen Verhältnis von $^1/_4$ oder $^1/_3$, je nach
Alter und Flüssigkeitsvolumen, verabreicht.

a) $^{1\,Teil}/_{4\,Teil}$ (20 ml Lös. I / 80 ml Lös. II)
In der ersten Lebenswoche, und wenn das Infusionsvolumen 150 ml/ kg überschreiten sollte.

b) $^{1\,Teil}/_{3\,Teil}$ (25 ml Lös. I / 75 ml Lös. II)
Ab zweiter Lebenswoche, sofern das Infusionsvolumen 150 ml/kg nicht überschreitet.

4. Infusions-Lösungen

a) *Aminosäurenphosphat-Lösung (Lös. I)* *
   100 ml Vamina-Glucose
   +   4 ml K-Phosphat (K+: 1 mmol/ml,
   H_2PO_4: 1 mmol/ml)

b) *Glucose-Electrolyt-Lösung (Lös. II)* *
   250 ml Glucose 10 %
     10 ml PED-E
       1 ml NaCl 25 % (Na+: 4,3 mmol/ml), Cl: 4,3 mmol/ml)
       3 ml Ca Gluconat 10 % (Ca^{++}: 0,22 mmol/ml).
   (Tabelle 2)

c) *Intralipid 20 %*
   20 % Fett-Emulsion
    2 kcal/ml
   langsam aufsteigend verabreichen:
   2,5 — 5 — 10 — 15 ml/kg/die.
   Möglichst in Dauerinfusion (kein Bolus).
   Erst ab zweiter Lebenswoche, wenn Kalorienziel nicht anders erreichbar.

Vorsicht bei Sepsis, Hyperbilirubinämie und Lungenerkrankungen.

* Lösungen werden von der Krankenschwester unter den üblichen aseptischen Bedingungen vorbereitet oder von der Apotheke hergestellt.

Tabelle 2: Zusammensetzung

	100 ml Lös. I	100 ml Lös. II	150 ml 1 Teil / 4 Teil	150 ml 1 Teil / 3 Teil
Glucose	10	10	15	15
AS g	7	—	2,1	2,6
Na mmol	5	1,7	3,5	3,8
K mmol	6	—	1,8	2,25
Cl mmol	5,5	1,7	3,7	4
Ca mmol	0,25	0,87	1,12	1,06
P mmol	4	0,3	1,56	1,83
Mg mmol	0,15	0,1	0,16	0,17
Fe μmol	—	2	2,4	2,25
Mn μmol	—	1	1,2	1,12
Zn μmol	—	0,6	0,72	0,67
Cu μmol	—	0,3	0,36	0,33
I — F	—	+	+	+
Cal	68	40	68	70

5. Hyperglykämie

Die Fähigkeit, die Glucose zu metabolisieren, ist bei kleinen Frühgeborenen beschränkt. Hyperglykämie (Hyperosmolarität!) und Glucosurie (vermehrter Wasser- und Electrolyt-Verlust!) sind besonders in den ersten Lebenstagen häufig. Unter Infusionstherapie soll mehrmals täglich nach Glukose im Urin gesucht werden. Bei Glucosurie Blutzucker bestimmen. Bei Blutzuckerwerten über 8 (mml/l) muß die Glucosezufuhr reduziert werden. Bei Hypo-Hyperglykämie muß die intravenöse Glucosezufuhr in mg/kg/Min berechnet werden. Bei kleinen Frühgeborenen kann in den ersten Lebenstagen oft eine Zufuhr von 5—6 mg/kg/Min nicht überschritten werden. Erst nach einigen Tagen ist eine progrediente Erhöhung möglich.

Zur Änderung der Glucosezufuhr kann die Glucose-Electrolytlösung (Lös. II) mit Glucose 5 % oder 15 % hergestellt werden. Kleine Anpas-

216

sungen können auch durch Änderung in der Infusionsgeschwindigkeit erreicht werden.

6. Vitamine

a) *Protovit-N Tropfen*
   2 x 4 Tropfen ab 6.—7. Lebenstag.
   8 Tropfen = Vit. A 1000 I.E., Vit. C 27 mg, Vit. D
   300 I.E., Vit. E 5 mg und andere.
   1 Tropfen in mindestens 3 ml Milch auflösen (Hyperosmolar)
   Dauer: bis zur Entlassung nach Hause.

b) *Vi-Dé 3*
   1 x 4 Tropfen
   4 Tropfen = 400 I.E.
   1 Tropfen in mindestens 3 ml Milch auflösen (Hyperosmolar)
   Dauer: bis zum ersten Lebensjahr.

c) *Soluvit*
   Wasserlösliche Vitamine bei parenteraler Ernährung, wenn Protovit-N und Vi-Dé 3 nicht per os verabreicht werden können.
   Trockensubstanz mit 5 ml 4 %-Glucose auflösen.
   1 ml/kg langsam iv.

d) *Vitalipid*
   Fettlösliche Vitamine bei parenteraler Ernährung, wenn perorale
   Vitaminzufuhr nicht möglich.
   1 ml/kg max. 4 ml iv. oder mit Intralipid gemischt.

e) *Resoferon-Sirup*
   Zur Aufstockung von Eisenreserven.
   0,5 ml/kg/die ab 6.—8. Lebenswoche, sofern Nahrung per os aufgebaut.
   0,5 ml = 3 mg Eisen.

7. „Lebenstage"

Als solche gelten die Zeitabschnitte von Mittag zu Mittag (12.00 bis 12.00 h). Zu diesen Zeiten wird Bilanz gezogen und werden frische Verordnungen ausgeführt. Der erste Lebenstag ist demzufolge verschieden lang je nach Zeitpunkt der Geburt.

Abkürzungen

ADH	antidiuretisches Hormon = Vasopressin
AS	Aminosäure
CMV	continuous mechanical ventilation
CPAP	continuous positive airway pressure
CPPV	continuous positive pressure ventilation
EPE	ergänzende parenterale Ernährung
FM	Frauenmilch
GA	Gestationsalter (in Wochen)
GFR	glomeruläre Filtrationsrate (ml/Min./1,73 m^2)
GG	Geburtsgewicht (in Gramm)
HFOV	high frequency oscillatory ventilation
IF	isokalorische Formula
IMV	intermittent mendatory ventilation
IWV	insensibler Wasserverlust = unsichtbarer Wasserverlust
KMF	Kuhmilchformula
MCT	medium chain triglyceride
NEK	nekrotisierende Enterokolitis
PA	Präalbumin
PAST-FM	pasteurisierte Frauenmilch
PEEP	positive end expiratory pressure
PNA	postnatales Alter
SA	renale Nettosäureausscheidung
SF	Säuglingsformula
SNGG	Neugeborene mit Geburtsgewicht unter 1500 g = sehr niedriges Geburtsgewicht
SNGG-F	Formula für Neugeborene unter 1500 g
VLBW	very low birthweight = NG mit Geburtsgewicht unter 1500 g